Joachim Buchmann · Klaus Weber
Weiche Techniken in der Manuellen Medizin

Weiche Techniken in der Manuellen Medizin

Joachim Buchmann
Klaus Weber

Unter Mitarbeit von
W. M. Allen, J. Buchmann, K. Weber, A. Wibbels

2., durchgesehene Auflage

Postisometrische Relaxationsbehandlung

Ortho-Bionomie®

Kraniosakrale Therapie

Tragerarbeit

Hippokrates Verlag Stuttgart

Die Deutsche Bibliothek - CIP-Einheitsaufnahme

Weiche Techniken in der Manuellen Medizin : postisometrische
Relaxationsbehandlung, Ortho-Bionomie, kraniosakrale
Therapie, Tragerarbeit / Joachim Buchmann ; Klaus Weber.
Unter Mitarb. von W. M. Allen ... - 2., durchges. Aufl. -
Stuttgart : Hippokrates-Verl., 1997
ISBN 3-7773-1277-0
NE: Buchmann, Joachim; Weber, Klaus

Anschrift der Verfasser:

Priv.-Doz. Dr. med. Joachim Buchmann
Orthopädische Klinik und Poliklinik
der Universität Rostock
Ulmenstraße 44–45
18057 Rostock

Dr. med. Klaus Weber
Bochinger Schlössle
am Ankerzentrum
72108 Rottenburg

1. Auflage 1994
2. Auflage 1997

Wichtiger Hinweis:

Wie jede Wissenschaft ist die Medizin ständigen Entwicklungen unterworfen. Forschung und klinische Erfahrung erweitern unsere Erkenntnisse, insbesondere was Behandlung und medikamentöse Therapie anbelangt. Soweit in diesem Werk eine Dosierung oder Applikation erwähnt wird, darf der Leser zwar darauf vertrauen, daß Autoren, Herausgeber und Verlag große Sorgfalt darauf verwandt haben, daß diese Angabe dem Wissensstand bei Fertigstellung des Werkes entspricht. Für Angaben über Dosierungsanweisungen und Applikationsformen kann vom Verlag jedoch keine Gewähr übernommen werden. Jeder Benutzer ist angehalten, durch sorgfältige Prüfung der Beipackzettel der verwendeten Präparate und gegebenenfalls nach Konsultation eines Spezialisten festzustellen, ob die dort gegebene Empfehlung für Dosierungen oder die Beachtung von Kontraindikationen gegenüber der Angabe in diesem Buch abweicht. Eine solche Prüfung ist besonders wichtig bei selten verwendeten Präparaten oder solchen, die neu auf den Markt gebracht worden sind. Jede Dosierung oder Applikation erfolgt auf eigene Gefahr des Benutzers. Autoren und Verlag appellieren an jeden Benutzer, ihm etwa auffallende Ungenauigkeiten dem Verlag mitzuteilen. Geschützte Warennamen (Warenzeichen) werden nicht besonders kenntlich gemacht. Aus dem Fehlen eines solchen Hinweises kann also nicht geschlossen werden, daß es sich um einen freien Warennamen handele.

ISBN 3-7773-1277-0

Printed in Germany 1997
Satz: Fotosatz Sauter GmbH, 73072 Donzdorf
Druck: Druckerei Gulde, 72070 Tübingen

Inhalt

Mitarbeiterverzeichnis

William Martin Allen M. D., D. O.
Rue Liancourt 7
75014 Paris
Frankreich

Prof. Dr. med. habil. Joachim Buchmann
Orthopädische Klinik und Poliklinik
der Universität Rostock
Ulmenstraße 44–45
18057 Rostock

Kathy Kain
P.O. Box 7538
Berkeley Ca. 94707
USA

Dr. med. Klaus Weber
Bochinger Schlössle
am Ankerzentrum
72108 Rottenburg

Andrea Wibbels
Dipl.-Tragerpraktikerin/Krankengymnastin
Hohenzollernstraße 86
80796 München

Hans Diepold
Hechinger Straße 17
72072 Tübingen

Aus dem Vorwort zur 1. Auflage

Die manuelle Therapie wird in der Öffentlichkeit fast immer mit der klassischen Chirotherapie gleichgesetzt. Forcierte Manipulationen mit dem berühmten, etwas furchteinflößenden Knacken beherrschen die Vorstellung.
In den letzten Jahrzehnten hat sich die Situation, zunächst fast unbemerkt, grundlegend geändert. Bei nahezu allen Schulen der Manuellen Medizin ging die Weiterentwicklung hin zu den sogenannten weichen, weniger gewaltsamen Techniken. Die weichen Techniken sind nicht nur als Ersatz risikoreicherer harter Techniken zu verstehen, sondern erweitern in entscheidender Weise die therapeutischen Möglichkeiten und Indikationen für die Manuelle Medizin. Aus der amerikanischen Osteopathie entwickelten sich weiche Techniken wie die Kraniosakrale Therapie und die Ortho-Bionomie als selbständige Therapieverfahren.
Mit diesem Buch, das sich an den Anfänger wie auch den erfahrenen Manualtherapeuten wendet, möchten wir am Beispiel der Behandlung der Wirbelsäule und der Iliosakralgelenke eine Einführung in die Praxis und Theorie einiger weicher Techniken geben.
Vertebragene Schmerz- oder Reflexsyndrome werden meist medikamentös behandelt oder zur Therapie mit Massage und Krankengymnastik weitergeleitet. Eine mehr ätiologisch ausgerichtete manuelle Diagnostik und Therapie dieser Beschwerdebilder ist anzustreben. Allerdings stehen der praktischen Umsetzung dieser Forderung einige Hindernisse im Wege. Die klassische harte Chirotherapie erfordert manuelles Geschick, ausgezeichnete eigene körperliche Koordination, Kraft und viel Übung, bis sie ausreichend sicher beherrscht wird. Zudem schreckt das mögliche Risiko der harten chirotherapeutischen Manipulation Patienten wie Behandler ab.
Angesichts dieser hohen Hürden bieten die weichen Techniken eine Möglichkeit, praktisch gefahrlos erste eigene Erfahrungen mit der manuellen Therapie zu machen. Mit wachsender Übung in den weichen Techniken wird das Erlernen der harten Techniken, soweit noch notwendig, sicherlich leichter fallen. Darüber hinaus bieten die weichen Techniken Therapiemöglichkeiten in Fällen, in denen die harte Manipulation kontraindiziert ist.

Weiche Techniken werden eingesetzt als
- Ersatz oder Ergänzung der klassischen harten Manipulation;
- Behandlungsmöglichkeit bei Indikationseinschränkungen für die chiropraktische Manipulation wie hohem Lebensalter, Osteoporose oder akutem Schleudertrauma;
- Therapie bei Indikationen, die der manuellen Therapie vorher nicht zugänglich schienen, z.B.: Funktionsstörungen abdominaler Organe, vegetative und hormonelle Dysregulation, somato-psychische Beschwerden.

Bei aller Unterschiedlichkeit der Ausgangspositionen der einzelnen Schulen zeichnet sich ab, daß sich die verschiedenen Techniken in ihrer Weiterentwicklung hinsichtlich ihrer grundlegenden Therapieprinzipien immer mehr annähern. Mit der ausführlichen Darstellung der PIR- und Ortho-Bionomie-Techniken und einer Übersicht über die Kraniosakrale Therapie (nach *Allen*) und die Tragerarbeit möchten wir Sie an dieser Entwicklung teilhaben lassen und gleichzeitig eine praktische Hilfestellung für die tägliche Arbeit geben.
Mit dem zunehmenden Einsatz weicher Techniken ist gleichzeitig ein grundsätzlicher Wandel in der Einstellung der Behandler zur Therapie verbunden, der bei vielen Lesern Ablehnung oder Unverständnis hervorrufen könnte. Aus eigener Erfahrung heraus möchten wir Sie bitten, sich auf diese Zumutung einzulassen. Es lohnt sich.
Zunächst ist da das Problem, daß sich die gesamte manuelle Therapie mehr an qualitativen denn quantitativen Parametern orientiert. Insofern ist sie nicht naturwissenschaftlich im engsten Sinne. Eine Blockierung beispielsweise ist durch die funktionelle Störung und nicht durch eine morphologische Änderung definiert. Arbeitet die klassische Chirotherapie

noch mit relativ standardisierten, mechanistisch gesehenen Abläufen, so wird die Therapie von den PIR-Techniken über die Ortho-Bionomie und die Kraniosakrale Therapie bis hin zur Tragerarbeit immer subjektiver, subtiler und variantenreicher. Die Qualität der Situation steht im Vordergrund. Schon bei der isometrischen Anspannung ist der Unterschied zwischen der notwendigen Anspannung und einer Verspannung oder Verkrampfung zwar subjektiv spürbar, aber nicht an objektiven Parametern festzumachen.
Mit dem Fehlen objektiver Parameter und der Einbeziehung a priori nicht als pathologisch oder gesund einzuschätzender Phänomene in die Therapie verwischen sich die Diagnosen. Der gleiche Muskeltonus kann in einem Fall physiologisch und in einem weiteren Fall Ausdruck einer Störung sein. Es werden weniger Symptome beseitigt als vielmehr Funktionszustände beeinflußt.
Ausdruck dieser Situation ist die im Angelsächsischen zunehmend übliche Verwendung des Begriffes Klient statt Patient. Der Mensch kommt nicht als Patient, Leidender oder Erduldender in die Behandlung, der eine Therapie über sich ergehen läßt, sondern als Klient, einer, der ein Anliegen hat und in den Prozeß der Therapie mit eingebunden ist.
Nun kommt das eigentliche Ärgernis und die Herausforderung für den Arzt und Therapeuten: Bei gleichzeitiger Berücksichtigung und Beachtung klinischer und pathophysiologischer Gesichtspunkte soll er sich frei machen von Vorstellungen, wie sein Klient zu sein hätte, um spüren zu können, wie er ist. Es geht darum, ein Gefühl für eine »Stimmigkeit« zu entwickeln, auch wenn dieser Begriff kaum zu fassen ist. Dieser Anspruch ist nicht eigentlich neu. Es dreht sich um Qualiäten wie den klinischen Blick, die letztlich schon immer aus der Medizin die »ärztliche Kunst« werden ließen. Gerade in der Manuellen Medizin verlangt dies vom Therapeuten die Fähigkeit der körperlichen und psychischen Selbstwahrnehmung, um seinen Patienten/Klienten wahrnehmen zu können.
Um dieses Thema geht es bei der Beschreibung der Anforderungen an den Therapeuten im Kapitel Ortho-Bionomie oder der impliziten Vorstellung von einer transpersonalen Psychologie in der Kraniosakralen Therapie und letztlich in der vielleicht etwas esoterisch klingenden Beschreibung des Hook-Up in der Tragerarbeit.
An dieser Stelle möchten wir Frau Andrea Wibbels und Dr. William Martin Allen für ihre Bereitschaft danken, an diesem Buch mitzuarbeiten.

Rottenburg/Rostock — *Klaus Weber*
Frühjahr 1994 — *Joachim Buchmann*

Vorwort zur 2. Auflage

Vor vier Jahren entschlossen wir uns zu einer Zusammenstellung einfacher manualmedizinischer Untersuchungsverfahren und zur Darstellung weicher Behandlungstechniken auf diesem Gebiet. Die offensichtlich freundliche Aufnahme unseres Buches veranlaßte nunmehr den Verlag, eine Neuauflage zu planen und in die Wege zu leiten.
Seit der Erstauflage sind rund zwei Jahre vergangen. Während dieser Zeit haben die geschilderten Sachverhalte keine so wesentliche Veränderung erfahren, daß Textneugestaltungen notwendig geworden wären. Allerdings erschien beim Eingangskapitel, also bei den weichen Techniken der manuellen Wirbelsäulenbehandlung, eine Aktualisierung der Literaturbezüge notwendig; sie wurde vorgenommen.
Es verbleibt den Autoren an dieser Stelle nur, dem Verlag und bei diesem besonders Frau Seiz für verständnisvolle und geduldig gewährte Zusammenarbeit zu danken.

Rottenburg/Rostock — *Klaus Weber*
Winter 1996 — *Joachim Buchmann*

Weiche Techniken der manuellen Wirbelsäulenbehandlung

Joachim Buchmann

Einführung

Der manualmedizinisch ausgewiesene Teil der vorliegenden Schrift versteht sich einzig und allein als eindringlicher Hinweis auf die überaus große klinische Bedeutung reversibler funktioneller Störungen an der Wirbelsäule. Keinesfalls soll er den Zweck verfolgen, den Leser in die Lage zu versetzen, sich die für erfolgreiches und verantwortungsvolles chirotherapeutisches Arbeiten unumgängliche Kursausbildung in einer der zur Deutschen Gesellschaft für Manuelle Medizin (DGMM) gehörenden Schulen ersparen zu können. Allerdings bietet er für alle an einer solchen Ausbildung interessierten Ärzte und Krankengymnasten eine ziemlich mühelos wahrnehmbare Möglichkeit, sich mit Basiskenntnissen praktischer Art auf manualmedizinischem Gebiet orientierend auseinanderzusetzen.

Dargestellt werden:

- einfache, leicht reproduzierbare, dazu aussagefähige Untersuchungsverfahren zur Bewegungseinschätzung der einzelnen Wirbelsäulenabschnitte und der Wirbelsäulen-Becken-Verbindung;
- einfache, leicht reproduzierbare, körpereigene Kräfte des Patienten benutzende und daher ungefährliche Techniken der Bewegungsverbesserung an den einzelnen Wirbelsäulenabschnitten und an der Wirbelsäulen-Becken-Verbindung;
- bewußt einfach gehaltene, fast simplifizierende Erläuterungen zur theoretischen Einordnung funktioneller Störungen im Bewegungsystem.

Grundkenntnisse auf manualmedizinischem Gebiet sind notwendig, wenn der pathomechanische Hintergrund vielfältiger, sog. vertebragener Reflexsyndrome erkannt werden soll und erste Schritte einer ätiologisch ausgerichteten Behandlung einzuleiten sind. Daher muß jedem praktisch-medizinisch tätigen Arzt eine vollgültige Kursausbildung in manueller Medizin angeraten werden. Je nach Schulenausrichtung wird eine solche Ausbildung von einem der klassischen Lehrbücher dieses Gebietes begleitet sein (*Bischoff* 1988, *Bourdillon* u. *Day* 1987, *Eder* u. *Tilscher* 1988, *Evjenth* u. *Hamberg* 1981, *Frisch* 1995a, 1995b, *Greenman* 1989, *Lewit* 1992, *Maitland* 1991, *Paterson* u. *Burn* 1985, 1986, *Sachse* u. *Schildt-Rudloff* 1994, *Stoddard* 1961). Jedoch sind diese Bücher von ihrer Diktion her nicht für einen ausschließlich autodidaktischen Gebrauch konzipiert. Aus dieser Tatsache leitet der Verfasser die Berechtigung ab, ein einführendes chirodiagnostisches und chirotherapeutisches Minimalprogramm vorzustellen, das bedenkenlos realisiert und mit praktischem Nutzen eingesetzt werden kann. Letztlich soll es den Leser dazu anregen, sich mit dem Thema Manualmedizin umfassend und ernsthaft zu beschäftigen.
Ein Wort zum Sprachgebrauch: Im früher geteilten Deutschland wurde der hier dargestellte Gegenstand unterschiedlich gekennzeichnet – entweder als manuelle Therapie oder als Chirotherapie. Die semantische Bedeutung beider Begriffe ist identisch; aus diesem Grunde stehen sie wertungsfrei nebeneinander und werden abwechselnd benutzt.

Geschichtliche Einordnung der Chirotherapie

Die medizinische Überlieferung aller Kulturen kann auf Menschen verweisen, die durch mehr oder weniger geheimnisvolle »Handgriffe« dazu in der Lage waren, schmerzhafte Störungen des Bewegungssystems heilend zu beeinflussen. In unserem europäischen Kulturkreis fanden solche Kenntnisse frühzeitig belegte Aufnahme in die medizinisch-wissenschaftliche Literatur, wofür Namen wie *Hippokrates, Galen, Avicenna* und *Paracelsus* stehen

(*Cramer* 1990). Gänzlich andere Entwicklungsschwerpunkte, besonders jedoch der Siegeszug des sog. cartesianischen, analytischen Denkens ließen nach *Descartes* (*Capra* 1991) derartige empirische Wissensformen in den Hintergrund treten, vielfach in völlige Vergessenheit einer breiteren Öffentlichkeit geraten.

Den Vereinigten Staaten von Amerika als Schmelztiegel nahezu aller europäisch-nationalen und vieler außereuropäischen Kulturen blieb es vorbehalten, Bedingungen zu schaffen, welche zur Besinnung auf alte manuelle Behandlungstechniken anregten und für eine Einordnung in zeitgemäße medizinische Vorstellungen sorgten.

Ende des vorigen Jahrhunderts waren es zwei Amerikaner, der Arzt *Still* und der ehemalige Gemischtwarenhändler *Palmer,* die für einen Neubeginn auf chirotherapeutischem Gebiet sorgten (*Lewit* 1992). Das von *Still* geschaffene Lehrgebäude wurde als »Osteopathie« bekannt und wirkt, in moderner Adaptation, als allgemein anerkanntes medizinisches Anwendungs- und Ausbildungssystem bis in die USA unserer Tage. *Palmer* nannte die von ihm verfolgte manipulative Handgrifftechnik »Chiropraktik« und schuf mit seiner und durch seine kompromißlos antiärztlich eingestellten Schule über viele Jahre hinweg teilweise leidenschaftlich genutzte Angriffsflächen für ganze Generationen von Vertretern schulmedizinischer Lehrmeinungen. In den letzten Jahren jedoch nähern sich die chiropraktischen Vorstellungen mehr und mehr auch konventionell zu diskutierenden Grundsätzen an.

Etwa aus gleicher Zeit stammen Zeugnisse ähnlicher, von der amerikanischen Entwicklung unabhängiger Bemühungen um Handgrifftechniken, die mit dem Namen des Schweizer Arztes *Naegeli* verbunden sind (*Lewit* 1992). Allerdings fanden seine Ansichten in der medizinischen Öffentlichkeit kaum Anerkennung, wurden schlicht nicht wahrgenommen. Etwas anders verlief dieser Anerkennungsvorgang in Großbritannien, hier an die Namen *Mennell, Cyriax* und besonders *Stoddard* geknüpft: Die Öffentlichkeit nahm, wenn auch zögernd, Kenntnis (*Lewit* 1992).

Offensichtlich im Zusammenhang mit der Bedeutungserkennung des Bandscheibenvorfalles wuchs in den dreißiger und vierziger Jahren unseres Jahrhunderts das allgemeine ärztliche Interesse an Störungen der Wirbelsäule, und das wiederum zunächst in den USA. Es blieb nicht aus, daß dabei die mechanische Einflußnahme auf die strukturell intakte Wirbelsäule von außen her, daß manipulative Techniken erneut zur Diskussion standen.

Die Auswirkungen des Zweiten Weltkrieges konfrontierten europäische, vor allem aber deutsche Ärzte mit dieser Problematik. Wenn auch auf Umwegen, so aber doch folgerichtig, bildeten sich in der damaligen Bundesrepublik Deutschland zwei medizinisch-wissenschaftliche Gruppierungen, die spätere »Forschungsgemeinschaft für Arthrologie und Chirotherapie« (FAC) und die »Gesellschaft für Manuelle Wirbelsäulen- und Extremitätentherapie« (MWE). Beide unterzogen sie das vorhandene Wissen um die Theorie und Praxis der manuellen Gelenkbehandlung einer wissenschaftlich orientierten Prüfung, begannen, Ärzte in derartigen Untersuchungs- und Behandlungstechniken auszubilden und konnten erreichen, daß erste Lehraufträge auf diesem medizinischen Gebiet an Universtitäten vergeben wurden. Namen wie *Gutmann, Wolff* und *Sell* stehen für diesen Prozeß (*Cramer* 1990).

Unbestreitbar führend in der Parallelentwicklung, die in den damaligen Ostblockländern zu beobachten war, zeigten sich tschechische und slowakische Ärzte um *Stary, Jirout, Janda* und vor allem *Lewit.* Die Besonderheiten des für sie zuständigen staatlich gelenkten Gesundheitswesens beinhalteten viele einengende Zwänge, boten jedoch auch die intensiv genutzten Möglichkeiten einer gesellschaftlichen Anerkennung manualmedizinischer Handlungsweise und einer staatlich lizensierten, in feste Regeln gebrachten Aus- und Weiterbildung auf diesem Gebiet.

Direkt beeinflußt durch die enge Nachbarschaft zur damaligen ČSSR und bei beständiger Anregung durch *Lewit* und später auch *Janda* verlief die Entwicklung auf manualmedizinischem Gebiet im östlichen Teil der heutigen Bundesrepublik Deutschland. Auch hier

konnte eine für praktische Belange ausreichende gesellschaftliche Akzeptanz manualmedizinischer Ansichten und Behandlungsformen erwirkt werden; Aus- und Weiterbildungssystem erreichten eine straffe Organisationsform von hoher Effizienz. Als Namen für diesen zum Teil scharf erstrittenen Anerkennungsprozeß stehen vor allen anderen der von *Sachse,* aber auch der von *Kubis.* In Kontinuität aus dieser Entwicklung heraus konstituierte sich die »Ärztevereinigung für Manuelle Medizin (ÄMM) – Berliner Schule e.V.«, heute mit den beiden bereits genannten deutschen Gesellschaften zusammen die nationale »Deutsche Gesellschaft für Manuelle Medizin« (DGMM) bildend.
Gegenwärtig wirken in nahezu jedem europäischen Land, aber auch in vielen Ländern anderer Kontinente, ärztliche Gesellschaften für manuelle Medizin mit ähnlichen theoretischen Ansichten, allerdings mehr oder weniger differierenden Behandlungstechniken und zum Teil sehr unterschiedlichen Ausbildungsgrundsätzen. Keines dieser verschiedenen Konzepte eines gleichen Arbeitsgegenstandes kann von sich behaupten, alle damit verbundenen Probleme für eine Allgemeinheit gleich verbindlich lösen zu können. Deshalb ist konstruktive Zusammenarbeit auf manualmedizinischem Gebiet mehr denn je notwendig, um das zugrundeliegende, funktionell ausgerichtete und somit ganzheitlich orientierte Gedankengut wirksam und bewußt in die Bemühungen um menschliche Gesundheit einbringen zu können. Die Mehrzahl der nationalen Gesellschaften hat diese Notwendigkeit erkannt und sich deshalb zu der seit drei Jahrzehnten bestehenden »Internationalen Föderation für Manuelle Medizin« (FIMM) zusammengeschlossen.

Manipulations- und Mobilisationstechniken in der Chirotherapie

Basisbegriff der Chirotherapie im engeren Sinne ist der der Blockierung. Eine Blockierung wird definiert als Beeinträchtigung des freien Gelenkspiels. Unter Gelenkspiel versteht man das nur von Fremdkräften, also passiv zu erreichende Gleiten von Gelenkflächen gegeneinander oder das Abheben derselben voneinander. Ganz wesentlich ist die Tatsache, daß der Hintergrund für eine Gelenkblockierung in einer funktionell-reversiblen Störung zu suchen ist.
Gelenkmechanisch äußert sich die Blockierung eines Gelenkes als eine mehr oder weniger diskrete Einschränkung seiner Beweglichkeit. Aus chirotherapeutischer Sicht kann die anatomische Einheit Gelenk nicht isoliert betrachtet werden. In der hierarchischen Schichtung, in der sich die neurophysiologische Steuerung des Bewegungssystems vollzieht, bildet die segmentale Organisation die niedrigste Koordinationsebene.
In Verwirklichung evolutionär uralter Funktionsgefüge gehören zu einem Segment

- das Dermatom als deckender Hautanteil,
- das Myotom als bewegende Muskulatur,
- das Sklerotom als stützende Knorpel-Knochenstruktur,
- das Enterotom als stoffwechselrealisierende Einheit und
- das Neurotom als Informationsüberträger.

Die anatomisch höchst unterschiedlichen, infolge phylogenetischer Umformungsprozesse häufig topographisch weit voneinander entfernten Segmentanteile zeichnen sich durch eine weitgehende physiologische Reaktionskonformität aus. Reizeinwirkung auf einen Segmentanteil zwingt die übrigen Anteile zur Mitreaktion. Bei dieser Betrachtungsweise wird verständlich, daß die Blockierung eines Wirbelgelenkes, also die Funktionsbehinderung eines Sklerotombestandteiles, sich als Irritationszustand den anderen Segmentanteilen mitteilt und an diesen zu gleichsinnigen Folgeerscheinungen führt.

Als segmentale Irritationszeichen gelten hauptsächlich Hyperalgesiezonen in Haut und Bindegewebe und Tonuserhöhung der Muskulatur, beides verbunden mit mehr oder weniger charakteristischen Schmerzzuständen. Diese Schmerzen folgen scheinbar radikulären Verteilungsregeln, werden deshalb, einem Vorschlag von *Brügger* folgend, als pseudoradikulär bezeichnet (*Sachse* u. *Schildt-Rudloff* 1994). Dieser bewußt vereinfachend dargestellte Zusammenhang ist der Hintergrund für die Mehrzahl der sog. vertebragenen Schmerzsyndrome an den verschiedenen Abschnitten der Wirbelsäule.

Unter den geschilderten Umständen bedeutet Blockierungsbeseitigung Wegnahme des wahrscheinlich wichtigsten Irritationsprotentials im segmentalen Funktionsgefüge. Deblockierung, Wiederherstellung des freien Gelenkspiels, ist die vordergründige Aufgabe manualtherapeutischen Handelns.

Chirotherapie war und ist auch heute noch für viele durch einen mehr oder weniger geheimnisvollen manipulativen Eingriff charakterisiert. Dieser als gezielt eingesetzter, rasch ablaufender und häufig mit einem deutlichen akustischen Phänomen verbundener Handgriff verfehlt, gekonnt ausgeführt, selten seine objektive und darüber hinaus spektakuläre Wirkung, und das sowohl beim Patienten als auch beim Zuschauer.

Mehreres scheint für die Manipulation als therapeutischen Eingriff zu sprechen:

- häufig sofortige Schmerzminderung
- häufig sofortige Verbesserung der Bewegungsfähigkeit im Zielgelenk.
- häufig sofortiger Einfluß auf reflektorische Irritationszeichen.

Gegen eine kritiklose Manipulationsbehandlung ist aber mit allem Nachdruck einzuwenden, daß sie immer und in jedem Fall eine Fremdkrafteinwirkung darstellt, also in sehr starkem Maße von der Kunstfertigkeit des Anwenders abhängt. Darüber hinaus muß sie häufig genug an Körperabschnitten ausgeführt werden, die von ihrer anatomischen Bauart her als leicht verletzlich anzusehen sind. Mit anderen Worten: manipulatives Vorgehen ist, auch bei optimaler Technik und absolut verantwortungsvoller Ausführung, mit nicht zu unterschätzenden Gefahren verbunden.

In den letzten Jahren wurden die pathogenetischen und damit auch die pathomechanischen Zusammenhänge des Blockierungsgeschehens weiter aufgeklärt. Dieser Erkenntnisprozeß ist keineswegs abgeschlossen. Mit einiger Sicherheit aber läßt sich sagen, daß offensichtlich die Muskulatur bei den geschilderten vertebragenen Irritationszuständen eine zentrale Rolle zu spielen scheint. Als sicher gilt, daß bei Gelenkblockierung die Muskulatur, welche in Blockierungsgegenrichtung wirkt, nicht in ausreichendem Maße passiv dehnungsfähig ist. Um im klinischen Sprachgebrauch zu bleiben: diese Muskulatur ist verspannt. Auf *Mitchell (Lewit* 1992) geht der Vorschlag zurück, diese Muskulatur gezielt durch isometrische Kontraktion zu hemmen, um sie danach mittels fremder Kraft, also passiv, dehnen zu können und damit eine Verbesserung der Gelenkbeweglichkeit zu erzielen. *Lewit,* in anfänglicher Zusammenarbeit mit *Gaymans (Lewit* 1992), hat dieses Behandlungsprinzip zum generellen Konzept der postisometrischen Relaxation weiterentwickelt.

Die Technik der postisometrischen Relaxation arbeitet aktiv ausschließlich mit Muskelkräften des Patienten, im passiven Teil mit sanften, vorsichtigen, vom Behandler geführten Bewegungen unter strikter Achtung der Schmerzschwelle. Schädigungsmöglichkeiten sind schlechterdings ausgeschlossen. Als weiterer Vorteil ist anzusehen, daß sich viele der segmental angewandten postisometrischen Relaxationsverfahren ohne größere Mühe in Selbstbehandlungstechniken für den Patienten umgestalten lassen. Allerdings sind spektakuläre Behandlungseffekte, vor allem hinsichtlich der Beeinflussung von reflektorischen Veränderungen, nicht zu erwarten.

Die Anwendung von postisometrischen Relaxationsverfahren erfordert Zeit, Zuwendung zum Patienten und Verzicht auf effektvolle Soforterfolge; sie erbringt aber der Manipulationsbehandlung ebenbürtige Therapieergebnisse, und das, ohne mit deren Gefahren für den Patienten behaftet zu sein.

Technik der postisometrischen Relaxationsbehandlung

Begriffserklärung

Isometrische Anspannung eines Muskels bedeutet, daß er gegen Widerstand von außen arbeiten muß. Isometrie, also unverändertes Längenverhältnis, erfordert ein Vorgehen, das jegliche aktive Muskellängenänderung ausschließt. Das Adjektiv postisometrisch deutet an, daß die Phase nach Muskelanspannung benutzt werden soll. Das Wort Relaxation ist am einfachsten mit dem Begriff Entspannung zu umschreiben.

Die Technik der postisometrischen Relaxationsbehandlung läuft nach immer gleichem Schema ab: Der Patient wird veranlaßt, mit nur minimaler Kraft in der der Blockierungsrichtung entgegengesetzten Richtung gegen Behandlerwiderstand kontinuierlich Muskeldruck auszuüben. Diesen Druck hält er üblicherweise 10 Sekunden lang an. Danach geht die Aufforderung an den Patienten, den Druck aufzugeben, die Spannung zu lösen. Nach wenigstens 2 Sekunden Wartezeit führt der Behandler die Bewegung vorsichtig und passiv in Richtung der Einschränkung weiter. Diese Weiterführung endet sofort, wenn Widerstand zu spüren ist. Die dabei erreichte Gelenkstellung wird mindestens 10 Sekunden lang wartend gehalten. Aus der so gewonnenen neuen Situation kann der Gesamtvorgang wiederholt werden, und zwar so oft, bis kein Bewegungszuwachs mehr zu verzeichnen ist.

Indikationen, Kontraindikationen und Behandlungsrisiken

Die einzige Indikation für die Anwendung von postisometrischen Relaxationstechniken stellt in diesem Zusammenhang das Vorliegen einer reversiblen funktionellen Gelenkstörung, also einer Blockierung dar. Dieses Faktum muß mit allem Nachdruck artikuliert werden: Chirotherapie ist nicht an bestimmten Diagnosen, sondern am Tatbestand der Gelenkblockierung orientiert! Sie ist auch einzig und allein darauf gerichtet, Blockierungen zu beseitigen, also, passiv gesehen, für ungestörtes Gelenkspiel zu sorgen, dieses wiederherzustellen.

Bei Beachtung der im einzelnen zu schildernden Vorgehensweise ist weder die Untersuchung noch die den Grundsätzen der postisometrischen Relaxation folgende Behandlung von Wirbelgelenken und Wirbelsäulenabschnitten mit irgendeinem Risiko behaftet. Allerdings muß ausgeschlossen sein, daß Verletzungen vorliegen. Im dafür am meisten prädisponierten Wirbelsäulenabschnitt, an der Halswirbelsäule, sollten deshalb bei entsprechenden anamnestischen Hinweisen sorgfältige isometrische Widerstandsprüfungen vorgenommen werden. Traumatisiertes Gewebe bedarf der Ruhe, um Verletzungen ausheilen zu können.

Abgeleitet von der oben formulierten Indikationsdefinition für chirotherapeutisches Vorgehen kann eine Kontraindikation dafür ausschließlich durch unrichtige Diagnosestellung, also bei nicht sachgemäßer Untersuchungstechnik zustande kommen. Die Kontraindikation besteht dann nicht gegenüber einem methodenentsprechenden Vorgehen, sondern ist der pathogenetisch falsch orientierten Entscheidung des Untersuchers anzulasten.

Ausgewählte Untersuchungs- und Behandlungstechniken an Wirbelsäule und Iliosakralgelenken

Halswirbelsäule

Bei der Untersuchung der Halswirbelsäule im Sitzen sind zwei Grenzpositionen von praktischer Bedeutung: In maximaler Vorbeuge gerät die Halswirbelsäule unter Bandspannung; davon ausgeschlossen ist lediglich der Kopfgelenksbereich. Somit läßt sich unter endständiger Vorbeugebedingung das Rotationsvermögen in der Kopfgelenksregion, genauer gesagt das Drehvermögen im Segment C1/C2, beurteilen.
In maximaler Rückbeuge laufen die Gelenksflächen der Halswirbelsäule ineinander; dadurch werden Drehbewegungen behindert. Das gilt weniger apodiktisch für den Übergangsbezirk zwischen Hals- und Brustwirbelsäule. Damit erlaubt eine endständige Rückbeugeposition die Einschätzung der Drehfähigkeit im zervikothorakalen Übergangsgebiet.
Aktive Spannung gegen Widerstand von außen, also isometrische Anspannung in die einzelnen Bewegungsrichtungen der Halswirbelsäule wird ohne Änderung der jeweiligen Gelenkstellung realisiert. In diesem Zusammenhang einzig und allein aktive anatomische Struktur ist die Muskulatur. Kommt es dabei zu Schmerzen, sind diese auf Läsionen der Weichteile, besser der aktivierten Muskulatur zu beziehen. Derartige Prüfungen sollten in jedem Falle aktueller Traumatisierung vorgenommen werden. Fallen sie positiv aus, ist Immobilisierung und nicht Mobilisierung therapeutisches Grundprinzip.

Orientierende Untersuchung

Aktiv-passive Vorbeuge im Sitzen

Der Patient sitzt auf einem Untersuchungshocker; seine Füße haben Bodenkontakt. Der Untersucher steht links seitlich vom Patienten. Der Patient wird zur Kopfvorbeuge aufgefordert. Das Patientenkinn sollte das Brustbein erreichen *(Abb. 1)*. Gelingt das nicht, umfaßt die linke Untersucherhand das Patientenkinn von vorn. Die rechte Untersucherhand schiebt vom Hinterhaupt her den Kopf in weitere Vorbeuge.
Beurteilt werden Bewegungsausmaß und Endspannung. Behinderung des Bewegungsausmaßes und vermehrte Endspannung sind gewöhnlich gemeinsam zu finden. Beide Befunde sprechen entweder für eine kopfgelenksbedingte Vorbeugestörung, für mangelnde Dehnfähigkeit der Nackenstreckmuskulatur oder für eine Kombination beider Behinderungsgründe.

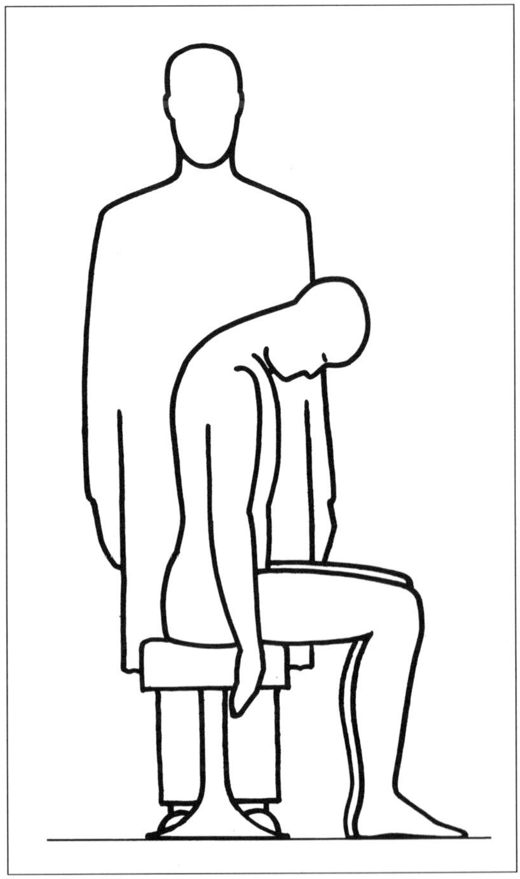

Abb. 1 Orientierende Untersuchung Halswirbelsäule: aktiv-passive Vorbeuge im Sitzen.

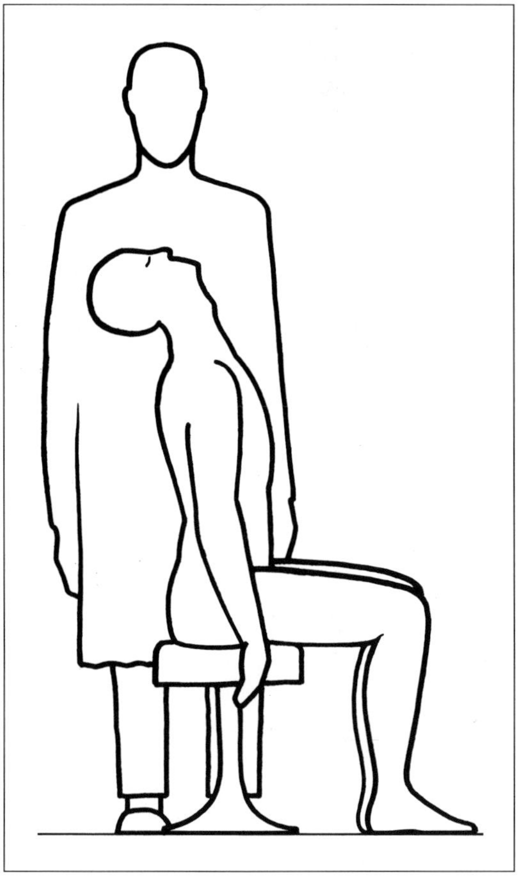

Abb. 2 Orientierende Untersuchung Halswirbelsäule: aktiv-passive Rückbeuge im Sitzen.

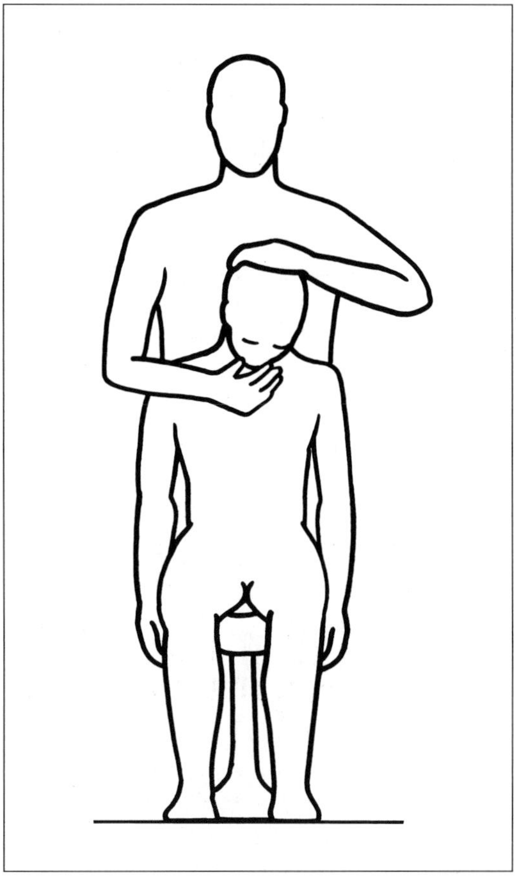

Abb. 3 Orientierende Untersuchung Halswirbelsäule: passive Drehung in maximaler Vorbeuge im Sitzen.

Aktiv-passive Rückbeuge im Sitzen

Der Patient sitzt auf einem Untersuchungshocker; seine Füße haben Bodenkontakt. Der Untersucher steht links seitlich vom Patienten. Der Patient wird zur Kopfrückbeuge aufgefordert. Die Bewegung sollte die obere Brustwirbelsäule erreichen, wobei Parallelität der Gesichtsfläche zur Bodenfläche zustande kommt *(Abb. 2)*. Gelingt das aktiv nicht, schiebt der Untersucher den Patientenkopf über Stirndruck weiter in Rückbeuge.

Beurteilt werden Bewegungsausmaß und, weniger aussagefähig, Endspannungsgefühl. Behinderung des Bewegungsausmaßes und vermehrte Endspannung sprechen für Funktionsstörungen im zervikothorakalen Übergangsgebiet, aber auch in der Kopfgelenksregion.

Setzt der Patient der Rückbeugebewegung schon anfänglich ängstlichen Widerstand entgegen, ist an rückenmarkbedrängenden Kompressionsdruck, also an einen Bandscheibenvorfall zu denken. Möglich sind jedoch auch Schwindelerscheinungen im Zusammenhang mit Flußbeeinträchtigung in der Arteria vertebralis einer oder beider Seiten.

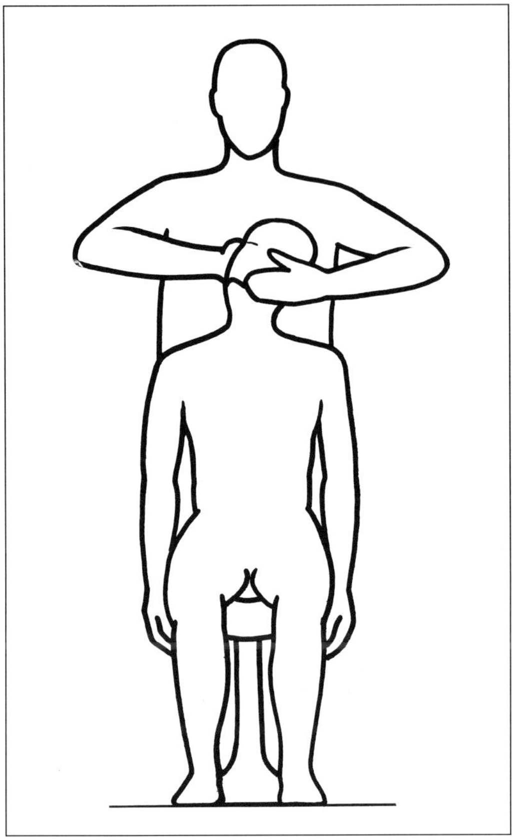

Abb. 4.1 Orientierende Untersuchung Halswirbelsäule: passive Drehung in maximaler Rückbeuge im Sitzen.

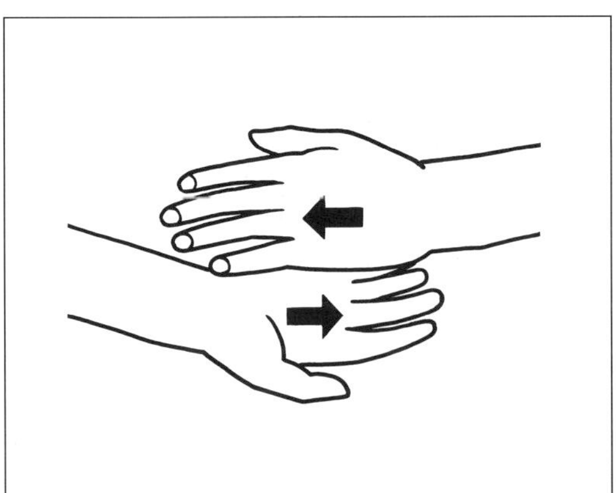

Abb. 4.2 Orientierende Untersuchung Halswirbelsäule: Untersucherhandhaltung bei maximaler Rückbeuge und passiver Drehprüfung im Sitzen.

Passive Drehung in maximaler Vorbeuge im Sitzen

Der Patient sitzt auf einem Untersuchungshocker; seine Füße haben Bodenkontakt. Der Untersucher steht hinter dem Patienten. Der Patient wird zur Kopfvorbeuge aufgefordert. Durch schiebenden Druck der linken Untersucherhand auf das Patientenhinterhaupt ist maximale Vorbeuge erreichbar.

Die rechte Untersucherhand umfaßt mit Daumen, Zeige- und Mittelfinger das Patientenkinn von vorn; dabei findet die ulnare Kleinfingerseite fixierenden Kontakt auf dem Patientensternum. Die linke Untersucherhand umgreift den Patientenhinterkopf von oben und zieht ihn in Linksrichtung *(Abb. 3)*. Bei strikt festgehaltenem Patientenkinn entspricht die Kopfbewegung einer Synkineseprüfung, die unter den geschilderten Bedingungen eine Rechtsrotation im Segment C1/C2 darstellt.

Beurteilt werden Bewegungsausmaß und Endspannung. Zur Prüfung der Gegenseite muß umgegriffen werden. Behindertes Bewegungsausmaß und erhöhte Endspannung zeigen eine Drehstörung im Segment C1/C2 an.

Passive Drehung in maximaler Rückbeuge im Sitzen

Der Patient sitzt auf einem Untersuchungshocker; seine Füße haben Bodenkontakt. Der Untersucher steht hinter dem Patienten. Der Patient wird zur Kopfrückbeuge aufgefordert. Die linke Untersucherhand legt sich so auf die linke Wange des rückgebeugten Patientenkopfes, daß die Langfinger zum Kinn hin weisen. Die rechte Untersucherhand umfaßt die rechte Wangenseite, wobei die Langfinger auf das Hinterhaupt zeigen *(Abb. 4.1)*. Schiebt der Untersucher beide Hände ineinander, wird der Patientenkopf nach rechts gedreht *(siehe Abb. 4.2)*.

Beurteilung finden Bewegungsausmaß und Endspannung. Zur Untersuchung der Gegenrichtung muß umgegriffen werden. Im Seitenvergleich behindertes Drehvermögen und erhöhte Endspannung weisen auf Funktionsstörungen des zervikothorakalen Gebietes, aber auch der oberen Rippen hin.

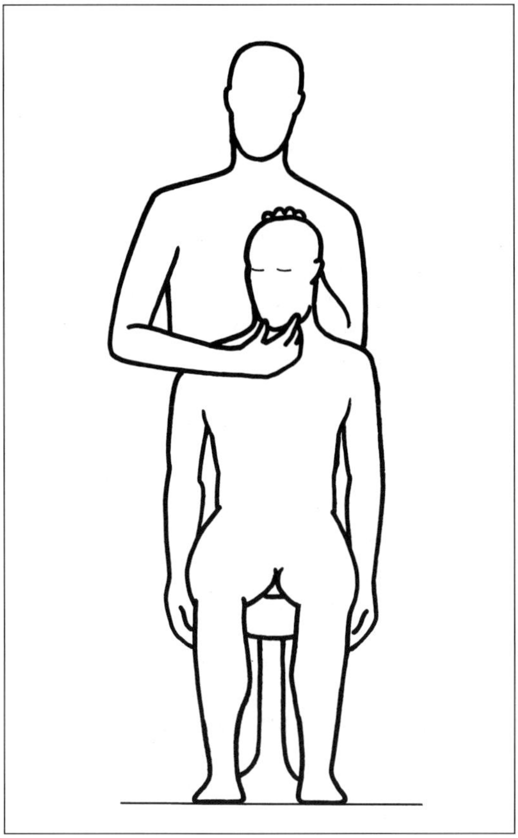

Abb. 5 Orientierende Untersuchung Halswirbelsäule: passive Drehung mit angezogenem Kinn im Sitzen.

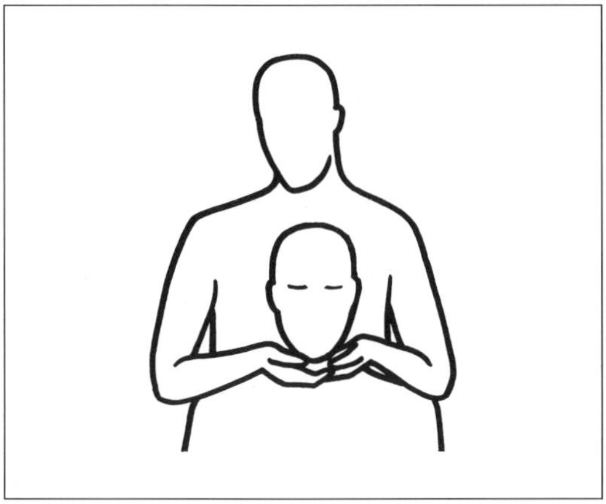

Abb. 6 Orientierende Untersuchung Halswirbelsäule: isometrische Vorbeugespannung im Sitzen.

Passive Drehung mit angezogenem Kinn im Sitzen

Der Patient sitzt auf einem Untersuchungshocker; seine Füße haben Bodenkontakt. Der Untersucher steht rechtsseitig hinter dem Patienten. Die rechte Untersucherhand umfaßt mit Daumen und Zeigefinger das Patientenkinn und schiebt über dieses den Kopf nach dorsal, so daß er in Vornickposition gerät. Die linke Untersucherhand gibt am Patientenhinterkopf Gegenhalt. Die rechte Daumen-Zeigefinger-Gabel des Untersuchers führt den vorgenickten Patientenkopf am Kinn in Rechtsdrehung *(Abb. 5)*. Zur Untersuchung der Gegenrichtung führt der Untersucherdaumen das Kinn nach links. Dabei hält die linke Untersucherhand den Patientenkopf in der Drehachse.
Beurteilt werden in beiden Prüfrichtungen Bewegungsausmaß und Endspannung. Im Seitenvergleich behindertes Drehvermögen und erhöhte Endspannung verweisen auf eine Funktionsstörung des Segmentes C2/C3.

Isometrische Vorbeugespannung im Sitzen

Der Patient sitzt auf einem Untersuchungshocker; seine Füße haben Bodenkontakt. Der Untersucher steht hinter dem Patienten und stützt dessen Körper ab. Mit beiden Händen umfaßt er das Patientenkinn von unten, wobei er seine Unterarme auf die Patientenschultern legt *(Abb. 6)*. Der Patient wird aufgefordert, seinen Blick anhaltend fußwärts zu richten. Die so entstehende und vom Untersucher gegengehaltene Vorbeugespannung des Patientenkopfes entspricht einer Prüfung der tiefen Halsbeugemuskeln. Gibt der Untersucher haltenden Gegendruck auf die Patientenstirn, sind die oberflächlichen Halsbeugemuskeln in die Prüfung einbezogen.
Gefragt wird nach Schmerzhaftigkeit der muskulären Anspannung. Ist sie zu beobachten, sind traumatisch bedingte Weichteilläsionen im Halsbeugerbereich wahrscheinlich.

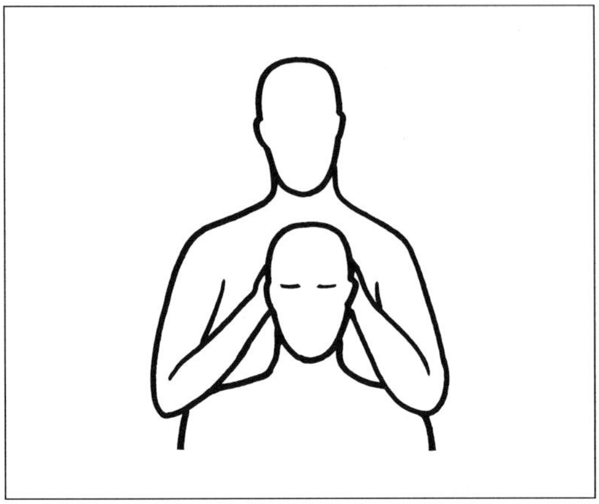

Abb. 7 Orientierende Untersuchung Halswirbelsäule: isometrische Rückbeugespannung im Sitzen.

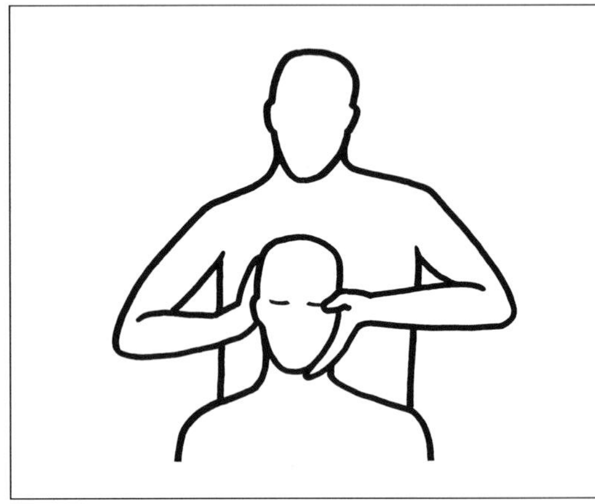

Abb. 8 Orientierende Untersuchung Halswirbelsäule: isometrische Drehspannung im Sitzen.

Isometrische Rückbeugespannung im Sitzen

Der Patient sitzt auf einem Untersuchungshocker; seine Füße haben Bodenkontakt. Der Untersucher steht hinter dem Patienten und stützt dessen Körper ab. Mit beiden Händen umfaßt er den Hinterkopf des Patienten, wobei seine Unterarme die Patientenschultern von vorn stützen *(Abb. 7)*. Der Patient wird aufgefordert, seinen Blick anhaltend stirnwärts zu richten. Die so entstehende und vom Untersucher gegengehaltene Rückbeugespannung des Patientenkopfes entspricht einer Prüfung der Nackenstreckmuskeln.
Gefragt wird nach Schmerzhaftigkeit der muskulären Anspannung. Ist sie zu beobachten, sind traumatisch bedingte Weichteilläsionen im Nackenstreckerbereich wahrscheinlich.

Isometrische Drehspannung im Sitzen

Der Patient sitzt auf einem Untersuchungshocker; seine Füße haben Bodenkontakt. Der Untersucher steht hinter dem Patienten und stützt dessen Körper ab. Die linke Untersucherhand wird so auf die linke Wange des Patientenkopfes gelegt, daß die Langfinger auf das Kinn weisen. Die rechte Untersucherhand umfaßt die rechte Wangenseite, wobei die

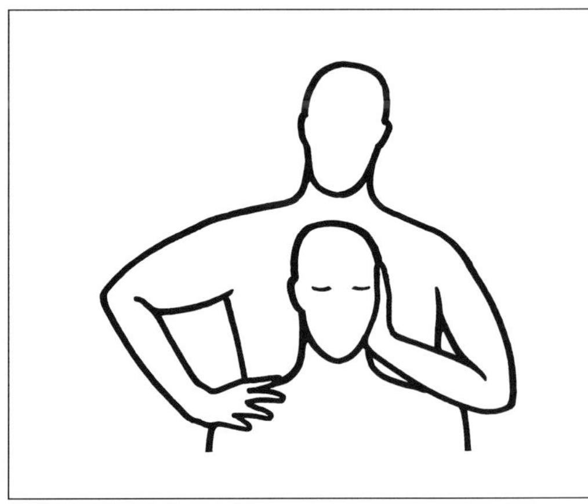

Abb. 9 Orientierende Untersuchung Halswirbelsäule: isometrische Seitneigespannung im Sitzen.

Langfinger auf das Hinterhaupt gerichtet sind *(Abb. 8)*. Der Patient wird zu einer Kopfdrehung nach links aufgefordert. Diese vom Untersucher gegengehaltene Rotationsspannung nach links erlaubt eine Beurteilung der linksseitigen Muskelzüge am Hals.
Gefragt wird nach Schmerzhaftigkeit der muskulären Anspannung. Ist sie zu beobachten, sind traumatisch bedingte Weichteilläsionen im linken Halsmuskelbereich wahrscheinlich.
Die Prüfung der Gegenrichtung erfolgt in analoger Weise.

Isometrische Seitneigespannung im Sitzen

Der Patient sitzt auf einem Untersuchungshocker; seine Füße haben Bodenkontakt. Der Untersucher steht hinter dem Patienten und stützt dessen Körper ab. Die linke Untersucherhand wird auf die linke Hals-Kopf-Seite des Patienten gelegt, wobei der Untersucherunterarm auf der linken Patientenschulter Auflage findet. Die rechte Untersucherhand fixiert die rechte Patientenschulter von der Seite her *(Abb. 9)*. Der Patient wird zur Kopfseitneigung nach links aufgefordert. Der vom Untersucher gehaltene Widerstand gegen die Seitneigebewegung des Patientenkopfes nach links ermöglicht eine Einschätzung der linksseitigen Muskelzüge am Hals.
Gefragt wird nach Schmerzhaftigkeit der muskulären Anspannung. Ist sie zu beobachten, sind traumatisch bedingte Weichteilläsionen im linken Halsmuskelbereich wahrscheinlich. Die Prüfung der Gegenrichtung erfolgt in analoger Weise.

Segmentale Untersuchung

Passive Drehung beliebig segmental im Sitzen

Der Patient sitzt auf einem Untersuchungshocker; seine Füße haben Bodenkontakt. Der Untersucher steht rechtsseitig hinter dem Patienten. Die linke Untersucherhand umfaßt mit Daumen-Zeigefinger-Gabel den Bogen von C2. Die rechte Untersucherhand führt den Patientenkopf über Zug des Mittelfingers am Patientenkinn in Rechtsrotation *(Abb. 10)*. Die Drehbewegung ist beendet, wenn unter dem haltenden linken Untersucherdaumen Druckspannung entsteht. Bei unveränderter Kopfhaltung des Patienten wird die linke Untersucherhand um ein Bewegungssegment nach kaudal, also auf den Bogen von C3, verschoben. Nun zieht der Mittelfinger der rechten Untersucherhand das Patientenkinn in weitere Rechtsdrehung. Bei Notwendigkeit kann sich diese Bewegungsfolge bis zum Bogen von C6 fortsetzen.

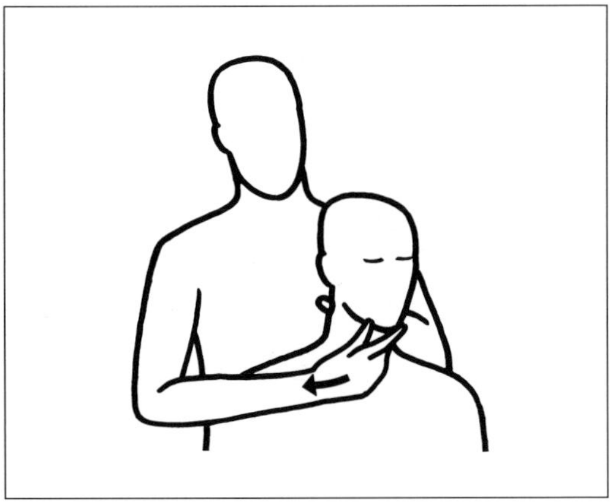

Abb. 10 Segmentale Untersuchung Halswirbelsäule: passive Drehung beliebig segmental im Sitzen.

Beurteilt wird der stetige Bewegungszuwachs von Segment zu Segment. Fehlt der Bewegungsgewinn, deutet das auf Blockierung im Segment ohne Bewegungszuwachs hin. Die Untersuchung der Gegenrichtung erfordert einen Wechsel von Halte- und Führungshand des Untersuchers.

Passive Vorbeuge Okziput/C1 in Rückenlage

Der Patient liegt auf dem Rücken. Der Untersucher sitzt am Kopfende der Untersuchungsliege, etwas nach links versetzt. Er umfaßt mit der linken Daumen-Zeigefinger-Gabel den Hinterkopf des Patienten in Höhe der knöchernen Begrenzung zum Nacken hin so, daß Daumen und Zeigefinger jeweils den Atlasquerfortsatz links und rechts stützen. Dabei ruht der linke Untersucherhandrücken ulnar auf der Liegenfläche. Der rechte Untersucherhandteller wird so auf die Patientenstirn gelegt, daß Zeige- und Mittelfinger locker links und rechts neben der Nase Abstützung finden *(Abb. 11)*. Durch tangential angreifenden Schub führt der Untersucher mit seiner rechten Hand den Patientenkopf in die Vorbeuge; unter den gegebenen Bedingungen beschränkt sich diese auf das Segment Okziput/C1.

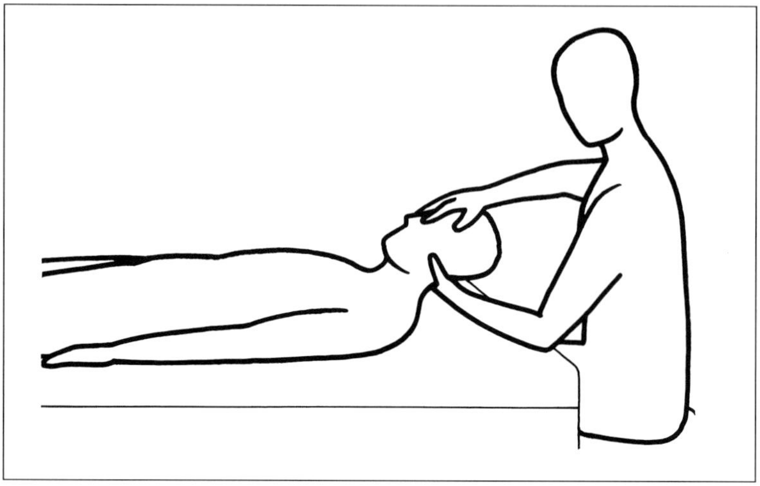

Abb. 11 Segmentale Untersuchung Halswirbelsäule: passive Vorbeuge Okziput/C1 in Rückenlage.

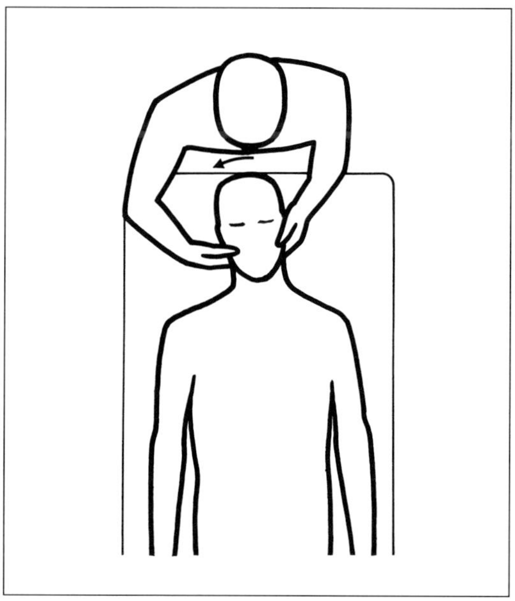

Abb. 12 Segmentale Untersuchung Halswirbelsäule: passive Seitnickbewegung C1/C2 in Rükkenlage.

Beurteilt werden das Bewegungsausmaß und die Endspannung. Mangelndes Bewegungsvermögen, mehr aber noch harter Endwiderstand deuten auf eine Funktionsstörung zwischen Okziput und C1 hin.

Passive Seitnickbewegung C1/C2 in Rückenlage

Der Patient liegt auf dem Rücken. Der Untersucher steht am Kopfende der Untersuchungsliege. Mit beiden Händen umfaßt er den liegenden Patientenkopf, so daß dieser in den Langfingern der Untersucherhände ruht. Dabei unterstützen die Zeigefinger von beiden Seiten her den hinteren Atlasbogen *(Abb. 12)*. Die zu beurteilende Seitnickbewegung erfolgt um eine Achse, die von der Nasenspitze des Patienten senkrecht zur Bankunterlage zu denken ist. Nach rechts wird sie durch einen Schub des rechten Zeigefingers gegen C1 nach links hin eingeleitet. Die linke Untersucherhand übernimmt den Schubimpuls und legt den Patientenkopf über den stützenden rechten Zeigefinger nach rechts. Überprüft wird das Vermögen des Segmentes C1/C2, bei Neigungsschub von der Seite her in eine Rotationssynkinese auszuweichen. Äußerliches Zeichen dessen ist eine Nickbewegung.
Beurteilung finden Bewegungsausmaß und Endspannung. Zur Untersuchung der Gegenrichtung wird die gleiche Ausgangsstellung benutzt. Im Seitenvergleich verminderter Seitnickwinkel des Kopfes, meist dann auch erhöhte Endspannung der Bewegung, sprechen für eine Funktionsstörung im Segment C1/C2.

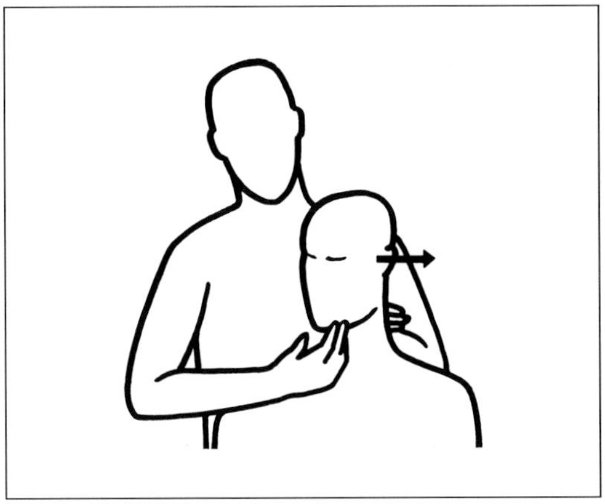

Abb 13.1 Behandlung Halswirbelsäule: Seitdrehungsmobilisation beliebig segmental im Sitzen. Isometrische Anspannungsphase.

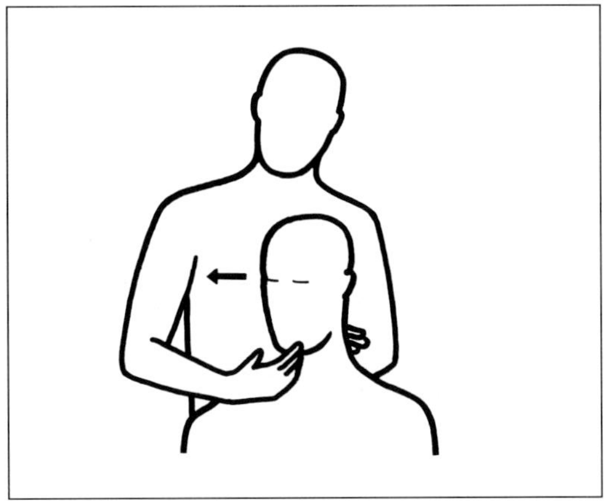

Abb. 13.2 Behandlung Halswirbelsäule: Seitdrehungsmobilisation beliebig segmental im Sitzen. Postisometrische Mobilisationsphase.

Behandlung

Seitdrehungsmobilisation beliebig segmental im Sitzen

Der Patient sitzt auf einem Untersuchungshocker; seine Füße haben Bodenkontakt. Der Behandler steht rechtsseitig hinter dem Patienten. Die linke Behandlerhand umfaßt mit Daumen-Zeigefinger-Gabel den Bogen des unteren Partnerwirbels im zu behandelnden Segment. Die rechte Behandlerhand führt den Patientenkopf über Zug des Mittelfingers am Patientenkinn in Rechtsrotation. Die Drehbewegung ist beendet, wenn unter dem haltenden linken Behandlerdaumen Druckspannung entsteht.

Jetzt wird der Patient aufgefordert, den Blick nach links zu wenden und dabei langsam einzuatmen. Die rechte Behandlerhand am Patientenkinn verhindert eine mitgehende Linksrotation des Kopfes *(Abb. 13.1)*. Anschließend blickt der Patient auf Aufforderung nach rechts und atmet langsam aus. Die entstehende Rechtsrotationstendenz führt der Behandler mit dem Mittelfinger am Patientenkinn mit, bis Druckspannung unter dem linken Behandlerdaumen ankommt *(Abb. 13.2)*. Der Blick des Patienten bleibt nach rechts fixiert, wärend er einige ruhige Atemzüge ausführt. Die Stellung der Behandlerhände verändert sich währenddessen nicht. Dann kann erneut eine Blickwende des Patienten nach links erfolgen, um den Mobilisationsvorgang zu wiederholen. Drei bis fünf derartige Behandlungsgänge genügen gewöhnlich. Die Behandlung der Gegenrichtung erfordert einen Wechsel von Halte- und Führungshand des Behandlers. Das ist mit einer Seitenänderung seiner Standposition verbunden.

Vorbeugemobilisation Okziput/C1 in Rückenlage

Der Patient liegt auf dem Rücken. Der Behandler sitzt am Kopfende der Untersuchungsliege, etwas nach links versetzt. Er umfaßt mit der linken Daumen-Zeigefinger-Gabel den Hinterkopf des Patienten in Höhe der knöchernen Begrenzung zum Nacken hin so, daß Daumen und Zeigefinger jeweils den Atlasquerfortsatz links und rechts stützen. Dabei ruht der linke Behandlerhandrücken ulnar auf der Liegenfläche.

Der rechte Behandlerhandteller wird so auf die Patientenstirn gelegt, daß Zeige- und Mittelfinger locker links und rechts neben der Nase Abstützung finden. Durch tangential angreifenden Schub führt der Behandler mit seiner rechten Hand den Patientenkopf in erreichbare Vorbeuge; unter den gegebenen

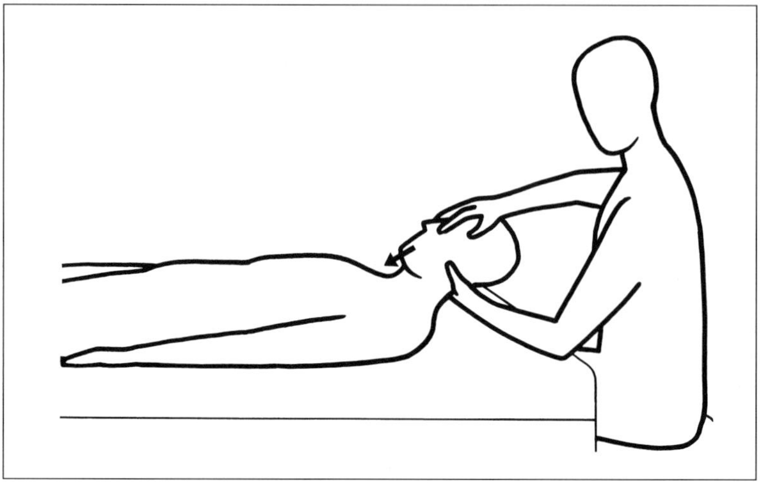

Abb. 14 Behandlung Halswirbelsäule: Vorbeugemobilisation Okziput/C1 in Rückenlage.

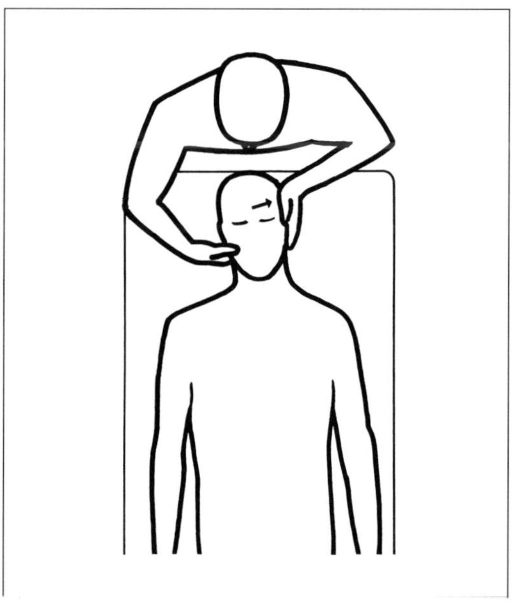

Abb. 15 Behandlung Halswirbelsäule: Seitnickmobilisation C1/C2 in Rückenlage.

Bedingungen erfolgt diese zwischen Okziput und C1 *(Abb. 14)*.
Zur Spannungsaufnahme wendet der Patient den Blick zur Stirn und atmet sehr langsam ein. Dann wird er aufgefordert, »unter das Kinn« zu blicken und langsam auszuatmen. Dabei kommt es zu einem Vorbeugezuwachs, den der Behandler an der Patientenstirn mitführt und anschließend hält. Bei unveränderter Handstellung des Behandlers, allerdings jeweils den Vorbeugegewinn mitgehend, wird der Mobilisationsvorgang drei- bis fünfmal wiederholt.

Seitnickmobilisation C1/C2 in Rückenlage

Der Patient liegt auf dem Rücken. Der Behandler steht am Kopfende der Untersuchungsliege. Mit beiden Händen umfaßt er den liegenden Patientenkopf, so daß dieser in den Langfingern der Behandlerhände ruht. Dabei unterstützen die Zeigefinger von beiden Seiten her den Atlasbogen *(Abb. 15)*. Zur Spannungsaufnahme wird der Patient aufgefordert, seinen Kopf mit geringer Kraft nach links in die linke Behandlerhand zu drücken. Dabei atmet er langsam ein.
Nach der Einatmungsphase erhält der Patient die Aufforderung, die Druckspannung des Kopfes nach links aufzugeben. In der folgenden langsamen Ausatmungsphase führt der Behandler den Patientenkopf in Rechtsneigerichtung. Die resultierende Nickbewegung erfolgt um eine Achse, die von der Nasenspitze des Patienten senkrecht zur Bankunterlage zu denken ist. Die erreichte Neigeposition wird einige ruhige Atemzüge lang gehalten, ehe sich eine Wiederholung des Behandlungsganges anschließt. Drei bis fünf solcher Mobilisationsgänge genügen gewöhnlich. Die Behand-

lung zur Gegenseite erfordert eine Änderung der Druckrichtung.

Brustwirbelsäule

Eine grobe Orientierung über die Brustwirbelsäulenbeweglichkeit ergibt sich aus der summarischen Prüfung der Drehfähigkeit. Problematisch dabei ist immer eine ausreichende Beckenfixation. Aus diesem Grunde sollten alle Untersuchungen dieses Wirbelsäulenabschnittes, die im Sitzen ausgeführt werden, in Reitsitzposition auf der Untersuchungsliege erfolgen.
Aus didaktischen Gründen wird im gegebenen Zusammenhang der Brustwirbelsäule die 1. Rippe in ihrer Funktionsfähigkeit zugeordnet. Das ist eine vereinfachende Vorgehensweise, die allerdings hier gerechtfertigt erscheint.
Bei adäquater Traumatisierung sind isometrische Spannungsprüfungen analog denen an der Halswirbelsäule zu empfehlen. Die Schlußfolgerungen entsprechen denen, die bei der Halswirbelsäule getroffen worden sind: In einem solchen Fall steht Immobilisierung vor Mobilisationsbehandlung.

Orientierende Untersuchung

Aktiv-passive Vorbeuge im Sitzen

Der Patient sitzt im Reitsitz am Ende der Untersuchungsliege, das Gesicht zu dieser gerichtet. Er faltet die Hände im Nacken, wobei die Ellenbogen nach vorn zeigen. Der Untersucher steht linksseitig hinter dem Patienten. Dieser beugt den Rumpf, mit dem Kopf beginnend, langsam nach vorn. Endet die aktive Bewegung, führt sie der Untersucher durch Druck mit der linken Hand von oben auf die Patientenellenbogen passiv weiter *(Abb. 16)*.
Beurteilt werden Bewegungsgleichmaß und Ausmaß aktiver sowie ergänzender passiver Vorbeuge. Steil bleibende Wirbelsäulenabschnitte deuten auf Funktionsstörungen hin. Gleiches gilt, wenn die passive Bewegungsweiterführung keinen Gewinn erbringt.

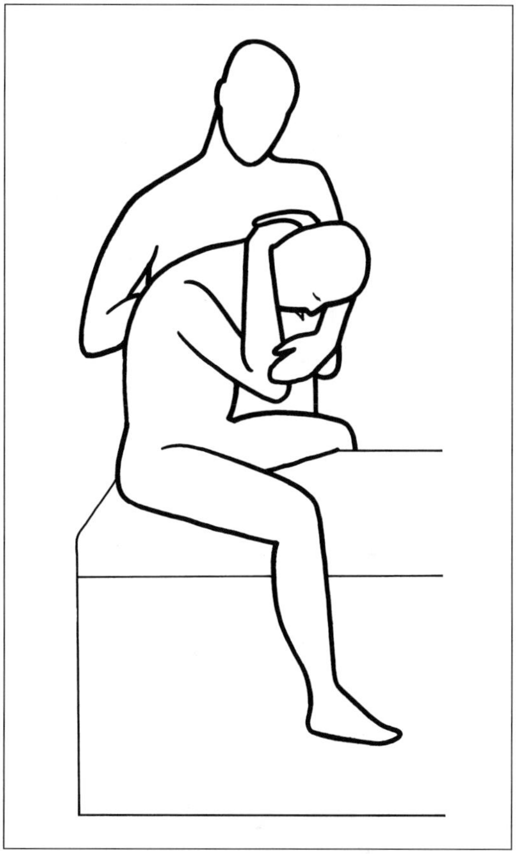

Abb. 16 Orientierende Untersuchung Brustwirbelsäule: aktiv-passive Vorbeuge im Sitzen.

Aktive Rückbeuge im Sitzen

Der Patient sitzt im Reitsitz am Ende der Untersuchungsliege, das Gesicht zu dieser gerichtet. Er faltet die Hände im Nacken, wobei die Ellenbogen zur Seite zeigen. Der Untersucher steht linksseitig hinter dem Patienten. Dieser bewegt den Rumpf, mit dem Kopf beginnend, langsam aktiv nach hinten *(Abb. 17)*.
Beurteilt werden Bewegungsgleichmaß und das Ausmaß der aktiven Rückbeuge. Steil bleibende Wirbelsäulenabschnitte deuten auf Funktionsstörungen hin. Gleich zu bewerten ist mangelndes Rückbeugeausmaß.

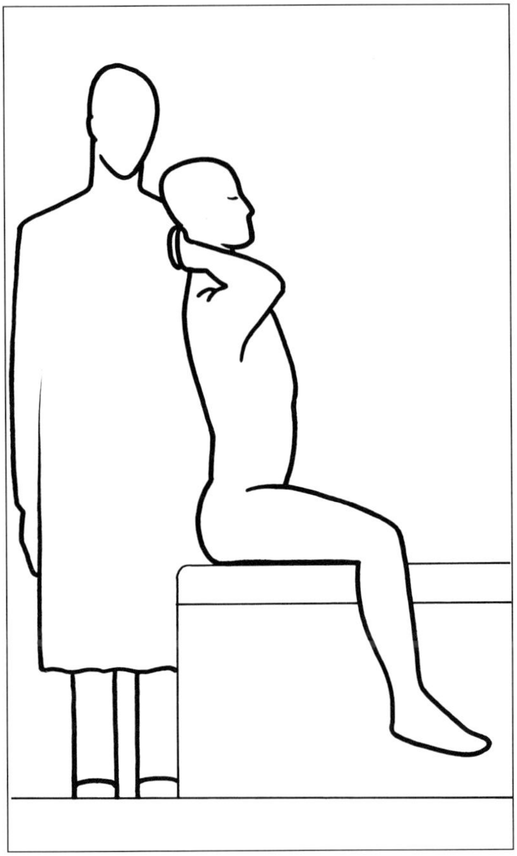

Abb. 17 Orientierende Untersuchung Brustwirbelsäule: aktive Rückbeuge im Sitzen.

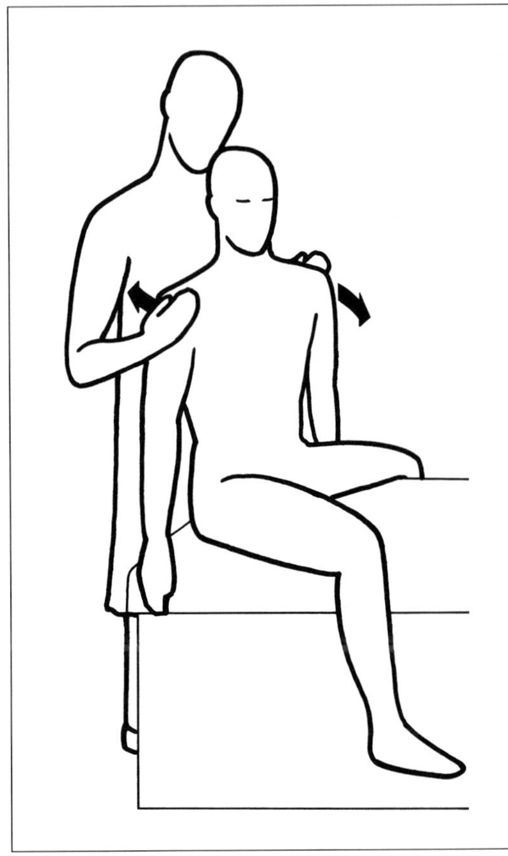

Abb. 18 Orientierende Untersuchung Brustwirbelsäule: aktiv-passive Gesamtdrehung im Sitzen.

Aktiv-passive Gesamtdrehung im Sitzen

Der Patient sitzt im Reitsitz am Ende der Untersuchungsliege, das Gesicht zu dieser gerichtet. Seine Arme hängen locker seitlich am Rumpf herab. Der Untersucher steht hinter dem Patienten. Dieser dreht den Rumpf langsam nach rechts. Am Ende der aktiven Drehbewegung führt der Untersucher diese passiv weiter, indem er mit der linken Hand an der linken Patientenschulter von dorsal her weichen Druck ausübt; dieser wird als Schub über den Mittelfinger der rechten Untersucherhand von vorn gegen die rechte Patientenschulter ebenso weich unterstützt *(Abb. 18)*. Die Untersuchung der Gegenrichtung erfolgt im gleichen Sinne mit Umkehr der Druck- und Schubhand.

Beurteilung finden das Bewegungsausmaß im Seitenvergleich sowie das Endgefühl des Bewegungsanschlags. Einschränkung der Drehbewegung vordergründig, aber auch erhöhtes Endspannungsgefühl weisen auf Funktionsstörungen im thorakolumbalen Übergangsgebiet hin.

Passive schräge Kopfvorbeuge im Sitzen, Untersuchung 1. Rippe.

Der Patient sitzt auf einem Untersuchungshocker; seine Füße haben Bodenkontakt. Der Untersucher steht hinter dem Patienten, dessen Körper abstützend. Die linke Untersucherhand liegt auf der linken Schulterregion des Patienten. Dabei findet der linke Untersucherdaumen seitlichen Kontakt am Dorn C7; der linke Untersucherzeigefinger simuliert faktisch den Verlauf der linken 1. Rippe des Patienten. Der rechte Untersucherarm wird so auf der rechten Schulterregion des Patienten abgestützt, daß mit dem Unterarm eine Schienung des Patientenkopfes von rechts her gelingt *(Abb. 19).* Die rechte Untersucherhand dreht den Patientenkopf um 45° nach rechts. Nachfolgend neigt sie den rechtsgedrehten Patientenkopf weich schräg nach links vorn über den gegenhaltenden linken Zeigefinger hinweg. Die Untersuchung der Gegenseite erfolgt im gleichen Sinne.
Bewertet werden im Seitenvergleich Bewegungsausschlag und, hier besonders augenfällig, Weichheit der Neigebewegung. Mangelnder Bewegungsausschlag und harter Anschlag lassen auf Funktionsstörung der Seite schließen, zu der die schräge Neigebewegung erfolgt.

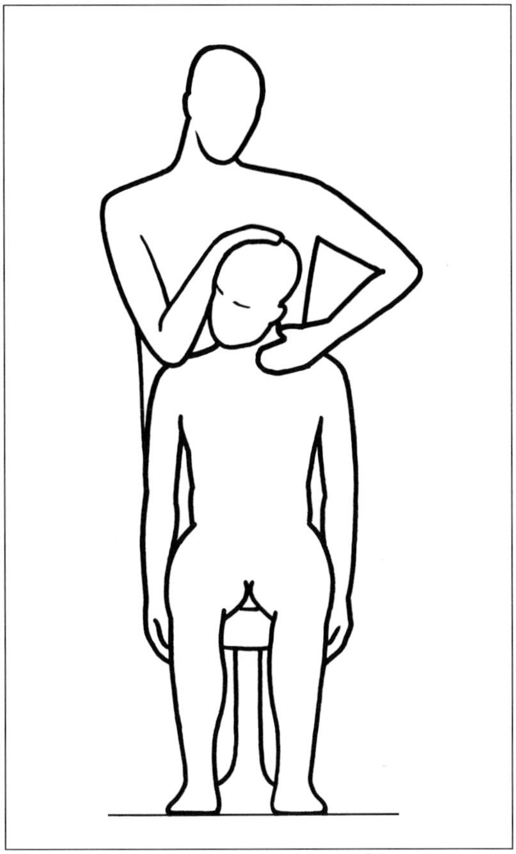

Abb. 19 Orientierende Untersuchung 1. Rippe: passive schräge Kopfvorbeuge im Sitzen.

Segmentale Untersuchung

Passive Vorbeuge in Seitlage

Der Patient liegt auf der rechten Körperseite; beide Beine sind leicht gebeugt. Er faltet beide Hände im Nacken; seine Ellenbogen zeigen nach vorn. Der Untersucher steht in Brusthöhe vor ihm und sichert seine Körperlage mit dem rechten Unterarm. Seine linke Hand umfaßt die gefalteten Patientenhände an der rechten Halsseite des Patienten so, daß die linke Untersucherellenbeuge Kontakt zur Oberseite beider gebeugten Patientenarme nimmt *(Abb. 20).* Drückt der Untersucher diese gegen die Patientenbrust, resultiert eine Wirbelsäulenvorbeugebewegung. Diese Bewegung kann er mit seinem rechten Zeigefinger als Auseinanderweichen zweier Dornfortsätze in der zu untersuchenden Segmenthöhe ertasten.
Beurteilt wird, neben der Änderung der Gewebespannung, hauptsächlich das Vorhandensein oder das Fehlen einer Relativbewegung der Dorne beider Partnerwirbel eines zu untersuchenden Bewegungssegmentes. Fehlt diese Bewegung, ist ein Hinweis auf Funktionsstörung gegeben.

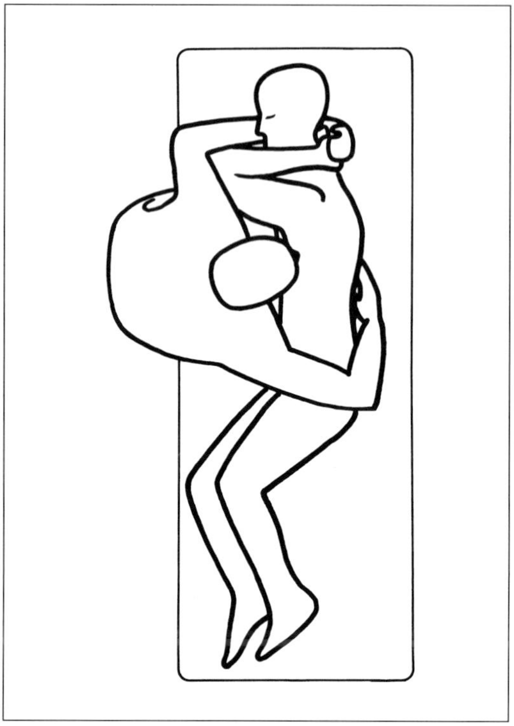

Abb. 20 Segmentale Untersuchung Brustwirbelsäule: passive Vorbeuge in Seitlage.

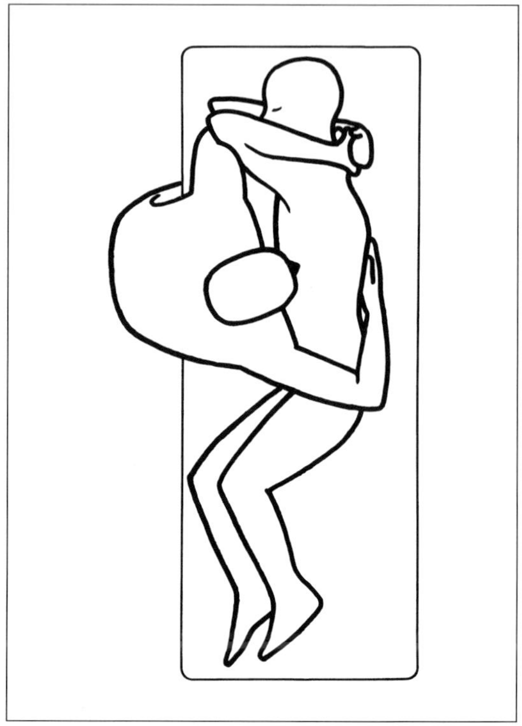

Abb. 21 Segmentale Untersuchung Brustwirbelsäule: passive Rückbeuge in Seitlage.

Passive Rückbeuge in Seitlage

Der Patient liegt auf der rechten Körperseite; beide Beine sind leicht gebeugt. Er faltet beide Hände im Nacken; seine Ellenbogen zeigen nach vorn. Der Untersucher steht in Brusthöhe vor ihm und sichert seine Körperlage mit dem rechten Unterarm. Seine linke Hand umfaßt die gefalteten Patientenhände an der rechten Halsseite des Patienten so, daß die linke Untersucherellenbeuge Kontakt zur Unterseite beider gebeugten Patientenarme nimmt *(Abb. 21)*. Drückt der Untersucher diese nach oben, in Kopfrichtung, resultiert eine Wirbelsäulenrückbeugebewegung. Diese Bewegung kann der Untersucher mit seinem rechten Zeigefinger als Annäherung zweier Dornfortsätze in der zu untersuchenden Segmenthöhe ertasten. Beurteilt wird, neben der Änderung der Gewebespannung, hauptsächlich das Vorhandensein oder das Fehlen einer relativen Annäherung der Dorne beider Partnerwirbel eines zu untersuchenden Bewegungssegmentes. Fehlt diese Bewegung, ist ein Hinweis auf Funktionsstörung gegeben.

Behandlung

Mobilisation der 1. Rippe über rhythmischen Zug des M. scalenus im Sitzen

Der Patient sitzt auf einem Untersuchungshocker; seine Füße haben Bodenkontakt. Der Behandler steht hinter dem Patienten, dessen Körper abstützend. Die rechte Behandlerhand nimmt Kontakt an der rechten Kopfseite des Patienten. Die linke Behandlerhand fixiert den Patientenoberkörper von links her an der Schulter. Beide Behandlerunterarme sind gegeneinander gerichtet *(Abb. 22)*. In langsamem Rhythmus drückt der Behandler von

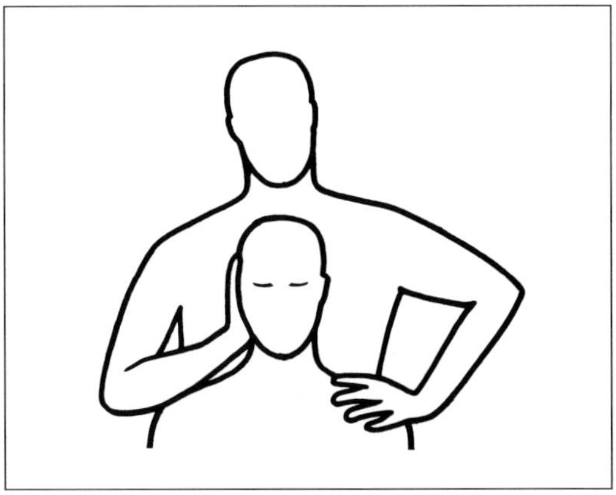

Abb. 22 Behandlung 1. Rippe: Mobilisation über rhythmischen Zug des M. scalenus im Sitzen.

rechts gegen den Patientenkopf, wobei der Patient diesem Druck in gleichem Rhythmus dosierten Widerstand leistet. Dabei darf er seinen Kopf nicht sichtbar bewegen. Auf diese Weise wirkt bei feststehender Halswirbelsäule über den rechten M. scalenus eine rhythmische Zugspannung auf die rechte 1. Rippe. Gewöhnlich reichen 12–15 Anspannungsphasen aus, um den gewünschten Erfolg zu erzielen. Die Behandlung der Gegenseite erfordert einen Wechsel von Druck- und Haltehand des Behandlers.

Vorbeugemobilisation in Seitlage

Der Patient liegt auf der rechten Körperseite; beide Beine sind in Hüft- und Kniegelenken leicht gebeugt. Er faltet beide Hände im Nacken; seine Ellenbogen zeigen nach vorn. Der Behandler steht in Brusthöhe vor dem Patienten und sichert dessen Körperlage mit dem rechten Unterarm. Seine linke Hand umfaßt die gefalteten Patientenhände an der rechten Patientenhalsseite so, daß die linke Untersucherellenbeuge Kontakt zur Oberseite beider gebeugten Patientenunterarme nimmt. Der rechte Behandlerzeigefinger ruht zwischen den Dornfortsätzen des unteren und oberen Partnerwirbels im gestörten Segment *(Abb. 23)*.

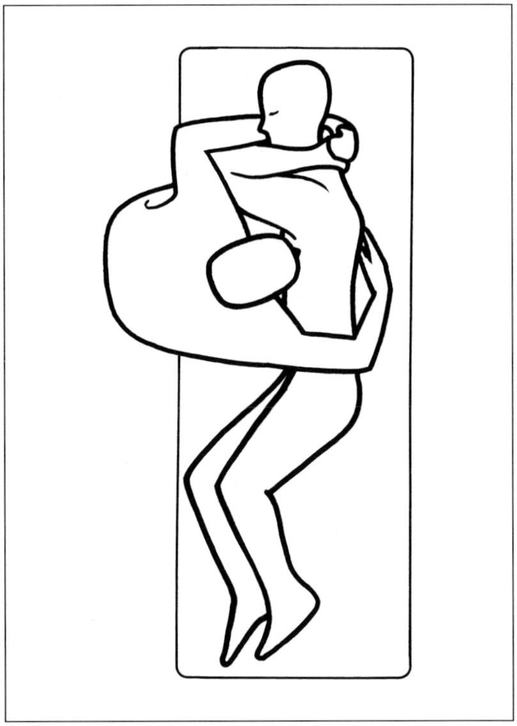

Abb. 23 Segmentale Behandlung Brustwirbelsäule: Vorbeugemobilisation in Seitlage.

Zur Behandlung drückt der Patient leicht beide Unterarme gegen den haltenden linken Behandlerarm, und zwar im Sinne einer Rumpfaufrichtebewegung. Er atmet dabei langsam und gleichmäßig ein. Zu Beginn der folgenden, ebenso langsamen Ausatmungsphase löst der Patient die Rumpfaufrichtespannung. In der Pause bis zur nächsten Einatmungsphase führt der Behandler den Patientenrumpf vorsichtig um einige Grade in die Vorbeuge, und zwar so weit, bis die Bewegung gerade den vom rechten Zeigefinger des Behandlers ertasteten Dorn des unteren Partnerwirbels erreicht. Es genügen gewöhnlich drei bis fünf solcher segmentaler Mobilisationsschritte, um die Blockierung zu lösen.

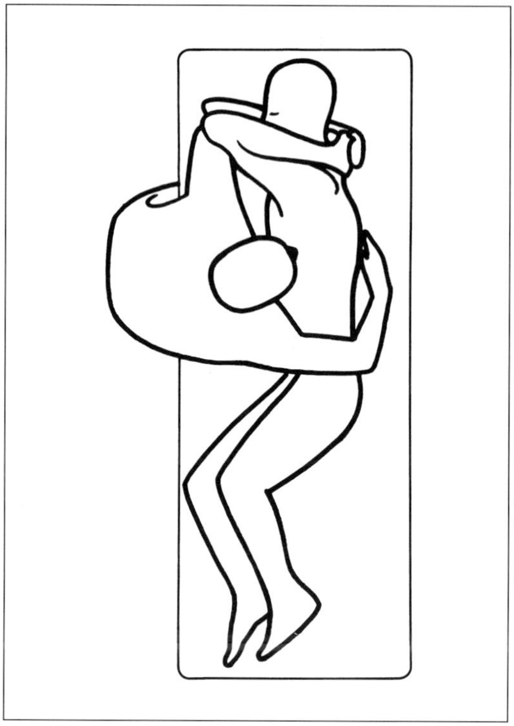

Abb. 24 Segmentale Behandlung Brustwirbelsäule: Rückbeugemobilisation in Seitlage.

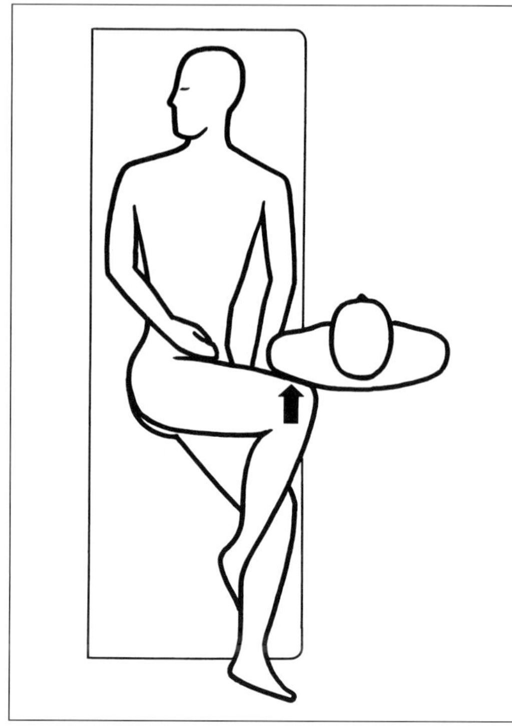

Abb. 25 Ungezielte Behandlung dorsolumbaler Übergang: Drehmobilisation mit Fixation über den M. iliopsoas in Seitlage.

Rückbeugemobilisation in Seitlage

Der Patient liegt auf der rechten Körperseite; beide Beine sind in Hüft- und Kniegelenken leicht gebeugt. Er faltet beide Hände im Nakken; seine Ellenbogen zeigen nach vorn. Der Behandler steht in Brusthöhe vor dem Patienten und sichert dessen Körperlage mit dem rechten Unterarm. Seine linke Hand umfaßt die gefalteten Patientenhände an der rechten Patientenhalsseite so, daß die linke Untersucherellenbeuge Kontakt zur Rückseite beider gebeugten Patientenoberarme nimmt. Der rechte Behandlerzeigefinger ruht zwischen den Dornfortsätzen des unteren und oberen Partnerwirbels im gestörten Segment *(Abb. 24)*.

Zur Behandlung drückt der Patient leicht beide Orberarme gegen den haltenden linken Behandlerarm, und zwar im Sinne einer Rumpfbeugebewegung. Er atmet dabei langsam und gleichmäßig ein. Zu Beginn der folgenden, ebenso langsamen Ausatmungsphase löst der Patient die Rumpfbeugespannung. In der Pause bis zur nächsten Einatmungsphase führt der Behandler den Patientenrumpf vorsichtig um einige Grade in die Rückbeuge, und zwar so weit, bis die Bewegung gerade den vom rechten Zeigefinger des Behandlers ertasteten Dorn des unteren Partnerwirbels erreicht. Es genügen gewöhnlich drei bis fünf solcher segmentaler Mobilisationsschritte, um die Blockierung zu lösen.

Drehmobilisation mit Fixation über den M. iliopsoas in Seitlage

Der Patient liegt auf der linken Körperseite und beugt das rechte Hüftgelenk rechtwinklig; das rechte Kniegelenk wird so weit gebeugt, daß der rechte Fuß in die linke Kniekehle ein-

gehängt werden kann. Das untenliegende linke Bein beugt der Patient im Hüft- und Kniegelenk um jeweils einige Grade, so daß eine stabile Lage erreicht wird. Der Behandler steht in Beckenhöhe des Patienten so vor ihm, daß sein Blick zum Patientenkopf gewendet ist, seine linke Oberschenkelaußenseite seitlich an der Untersuchungsbank abgestützt wird und seine linke Oberschenkelhinterseite Kontakt an der Vorderseite des rechten Patientenoberschenkels aufnehmen kann *(Abb. 25).*
Der Patient erhält die Aufgabe, kontinuierlich seinen rechten Oberschenkel gegen das linke Behandlerbein zu drücken. Dazu blickt er anhaltend nach rechts, was zu einer Kopf- und Oberkörperdrehung nach rechts führt. Der Patient atmet bewußt langsam und gleichmäßig ein und aus. Besonders in der Ausatmungsphase muß auf nicht nachlassenden, stetigen Beugedruck des rechten Patientenbeines geachtet werden.
Ablesbar ist der Mobilisationseffekt für Rechtsdrehung im dorsolumbalen Übergangsgebiet des Patienten am Absinken seines Kopfes und Oberkörpers zur Unterlage hin. Zur Behandlung einer Linksdrehstörung wird gleichsinnig in Rechtsseitlage des Patienten vorgegangen. Gewöhnlich genügen fünf bis zehn langsame Ein- und Ausatmungsphasen für eine ausreichende Mobilisation.

Lendenwirbelsäule

Die besondere anatomische Situation der Lendenwirbelsäule läßt es zu, deren Beweglichkeit, und das auch in Einzelheiten, optisch relativ genau wahrzunehmen. Dabei muß sich der Untersucher einiger gelenkmechanischer Gegebenheiten bewußt sein:
Die Rückbeugebewegung der Lendenwirbelsäule führt zu einem Zusammenschieben der Gelenkflächen. Im Gegensatz dazu gleiten die Gelenkflächen bei einer Vorbeugebewegung auseinander. Bei einer Rechtsseitneigebewegung schieben sich die Gelenkflächen der rechten Seite zusammen, während die der linken Seite auseinandergleiten; bei Linksseitneige kommt es zum analog umgekehrten Verhalten. Für die Verfolgung praktischer Belange bedeutet das, daß sich funktionelle Störungen der Rück- oder Vorbeuge durch Überprüfung der Seitneige seitenbezogen verifizieren lassen.
Ein Beispiel: Ist die Rückbeugebewegung der Lendenwirbelsäule funktionell, dabei übrigens meist deutlich schmerzhaft, eingeschränkt, so findet sich immer auch eine Seitneigebeschränkung zu einer Seite. Die Blockierung eines oder, manchmal, mehrerer Lendenwirbelgelenke für Retroflexion äußert sich in einem mangelhaften Ineinanderschieben der Gelenkflächen. Auf welcher Seite das der Fall ist, läßt sich aus der Richtung der Seitneigebehinderung ablesen. Ist die Seitneige nach rechts eingeschränkt, so muß die Funktionsstörung für Rückbeuge auf der rechten Seite liegen. Der erfahrene Untersucher kann darüber hinaus die Höhe der Blockierung mit einiger Sicherheit aus der Gleichmäßigkeit der Seitneigungskurve, besser aus der Unterbrechung dieser Gleichmäßigkeit ablesen.

Orientierende Untersuchung

Aktive Rückbeuge im Stehen

Der Patient steht mit parallel verlaufenden Füßen, deren Abstand der Fußbreite des Untersuchers entspricht. Der Untersucher sitzt hinter dem aufrecht stehenden Patienten. Daumen- und Mittelfingerkuppe seiner rechten Hand setzt er locker auf die Kreuzbeinregion des Patienten, um ihm seine Anwesenheit zu signalisieren. So kann dieser seinen Rumpf ohne Angst in eine langsame, verhaltene Rückbeugebewegung führen. Diese beginnt am lumbosakralen Übergang und schreitet in der Lendenwirbelsäule kranialwärts fort. Danach erfaßt sie Brust- und Halswirbelsäule. Die Wirbelsäulenbewegung endet, wenn die Kniegelenke in Beugung geraten *(Abb. 26).* Gelenkmechanisch betrachtet schieben sich bei dieser Lendenwirbelsäulenbewegung die Flächen der Wirbelgelenke ineinander.
Beobachtung finden Gleichmäßigkeit, Ausmaß und eventuelle Schmerzhaftigkeit des

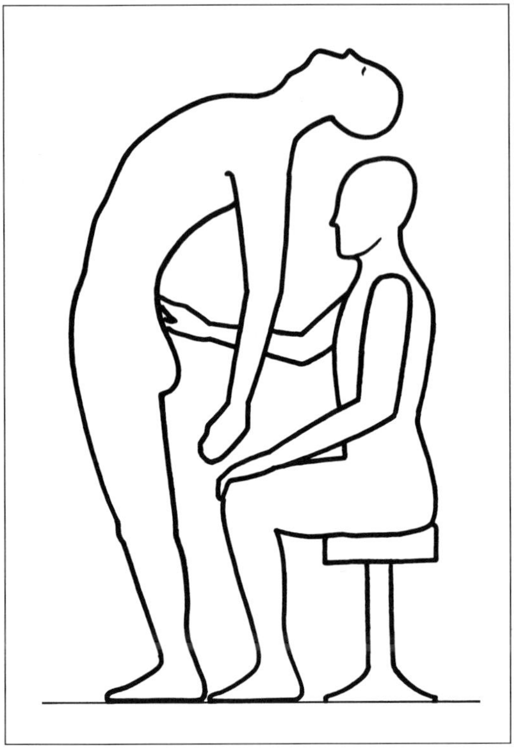

Abb. 26 Orientierende Untersuchung Lendenwirbelsäule: aktive Rückbeuge im Stehen.

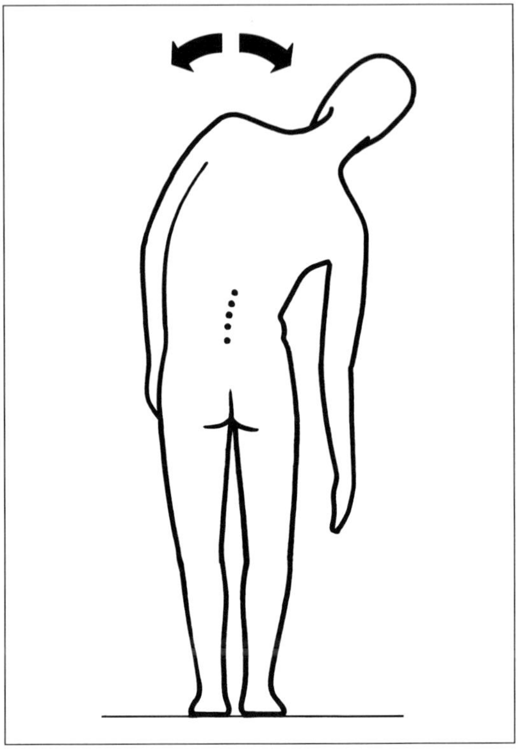

Abb. 27 Orientierende Untersuchung Lendenwirbelsäule: aktive Seitneige im Stehen.

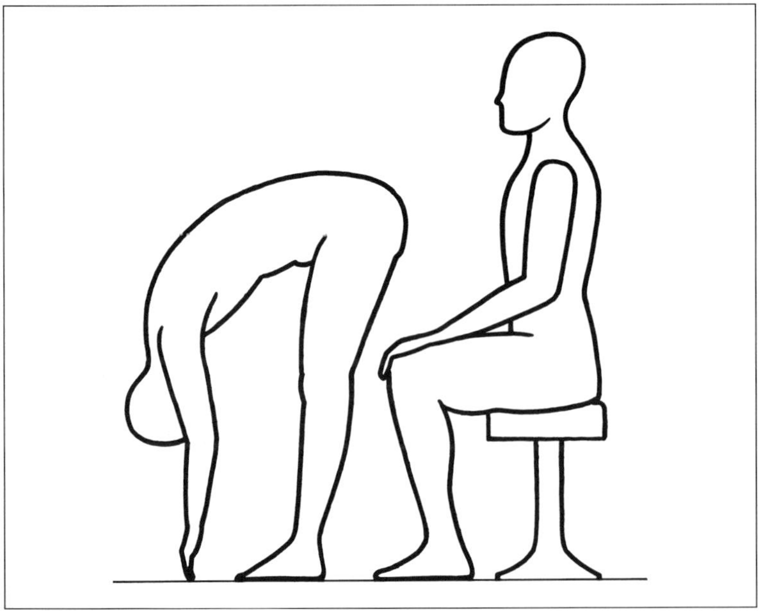

Abb. 28 Orientierende Untersuchung Lendenwirbelsäule: aktive Vorbeuge im Stehen.

Rückbeugevorganges. Einschränkungen der Rückbeugefähigkeit, meist verbunden mit Schmerzhaftigkeit, weisen in fallender Häufigkeit auf funktionell-arthrogene, ligamentäre, diskogene oder muskelbedingte Störungen hin. Zeigt sich bei Rückbeuge eine eindeutige Seitabweichung der Wirbelsäule, also ein Verlassen der Mittellinie, spricht das für eine funktionell bedingte Rückbeugestörung eines oder mehrerer lumbaler Wirbelgelenke auf der Abweichungsgegenseite.

Aktive Seitneige im Stehen

Der Patient steht mit parallel verlaufenden Füßen, deren Abstand der Fußbreite des Untersuchers entspricht. Der Untersucher sitzt hinter dem aufrecht stehenden Patienten. Dieser wird zur Rumpfseitneigung nach rechts aufgefordert. Dabei ist darauf zu achten, daß er diese Seitneige nicht mit einer Rumpfvor- oder Rückbeuge verbindet *(Abb. 27)*. Gelenkmechanisch betrachtet schieben sich bei dieser Lendenwirbelsäulenbewegung die Flächen der Wirbelgelenke auf der Neigungsseite zusammen, während sie auf der Neigungsgegenseite auseinanderweichen. Die Prüfung der Gegenrichtung erfolgt in analoger Weise.
Beurteilung finden Krümmungsverlauf der Lendenwirbelsäule und Ausmaß der Bewegung. Unregelmäßigkeiten im Krümmungsvorgang geben Hinweise auf funktionelle segmentale Gelenkbewegungsstörungen. Ähnlich deutbar ist im Seitenvergleich unterschiedliches Bewegungsausmaß, wobei hierbei auch muskuläre Störungen bedacht werden müssen.

Aktive Vorbeuge im Stehen

Der Patient steht mit parallel verlaufenden Füßen, deren Abstand der Fußbreite des Untersuchers entspricht. Der Untersucher sitzt hinter dem aufrecht stehenden Patienten. Dieser wird zur langsamen Rumpfvorbeuge aufgefordert. Dabei müssen die Kniegelenke gestreckt bleiben. Die Vorbeugebewegung endet, wenn die Kniegelenke in Beugetendenz geraten *(Abb. 28)*.
Gelenkmechanisch betrachtet weichen bei dieser Lendenwirbelsäulenbewegung die Flächen der Wirbelgelenke leicht auseinander.
Beurteilt werden Gleichmäßigkeit und Ausmaß der Bewegung. Allerdings muß bedacht werden, daß an der Rumpfvorbeuge des Menschen außer der Lenden- und Brustwirbelsäule die Iliosakralgelenke, die Hüftgelenke und die ischiokrurale Muskulatur an der Oberschenkelhinterseite Anteil haben. Letztere drei sind im Sitzen weitgehend ausgeschaltet; unter dieser Bedingung übernimmt die Lendenwirbelsäule den wesentlichen Teil der Rumpfvorbeuge.
Zeigt sich bei der Vorbeugebewegung eine Seitabweichung der Wirbelsäule von der Mittellinie, deutet das auf eine funktionell bedingte Vorbeugestörung eines oder mehrerer lumbaler Wirbelgelenke auf der Abweichungsseite hin. Die Gesamtvorbeugefähigkeit des Rumpfes ist starken individuellen Schwankungen unterworfen und deshalb, wenn nicht deutlich eingeschränkt und mit Schmerzen verbunden, nur bedingt aussagefähig.

Segmentale Untersuchung

Passive Vorbeuge in Seitlage

Der Patient liegt auf der rechten Körperseite; er faltet die Hände im Nacken. Beide Beine sind in den Hüft- und Kniegelenken mehr als rechtwinklig gebeugt. Der Untersucher steht in Beckenhöhe vor ihm und fängt die über den Liegenrand hinausragenden gebeugten Patientenbeine auf seinen Oberschenkeln ab. Der linke Untersucherarm schient den Brustkorb des Patienten, wobei Zeige- und Mittelfinger der linken Untersucherhand gleichzeitig den oberen Partnerwirbel des zu untersuchenden Segmentes fixieren *(Abb. 29)*.
Unter den geschilderten Bedingungen erzeugt eine vorsichtige und geringe Rechtsdrehung des Untersucherrumpfes einen Beugedruck auf die aufgeladenen und gebeugten Patientenbeine, der sich als Vorbeugebewegung an der Patientenlendenwirbelsäule bemerkbar macht. Die rechte Untersucherhand führt diese Bewegung. Deren Zeigefinger ertastet

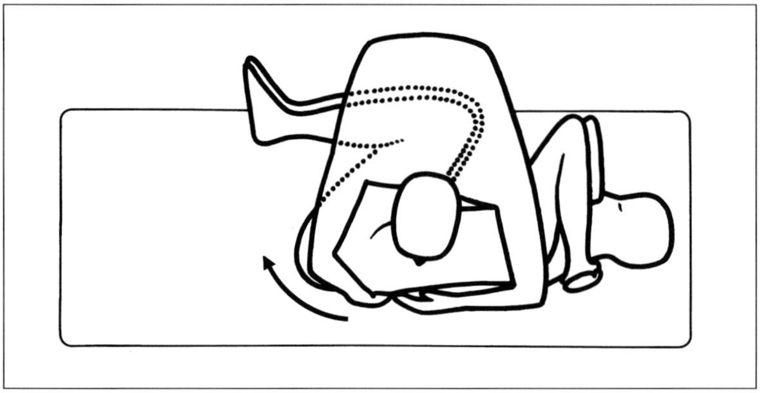

Abb. 29 Segementale Untersuchung Lendenwirbelsäule: passive Vorbeuge in Seitlage.

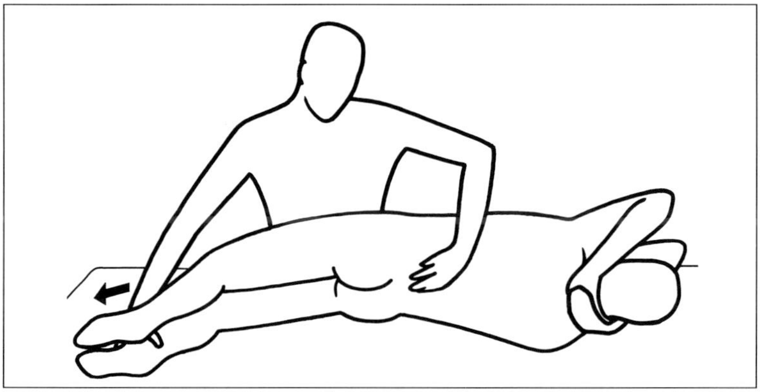

Abb. 30 Segmentale Untersuchung Lendenwirbelsäule: passive Rückbeuge in Seitlage.

dabei zwischen den Dornfortsätzen, die das zu untersuchende Segment markieren, eine die Vorbeuge begleitende Bandspannungsvermehrung.

Beurteilt wird der Ablauf der zu beobachtenden Spannungszunahme des Ligamentum interspinale: erfolgt diese kontinuierlich, liegt segmentale Funktionsfreiheit vor. Kommt es zur abrupt einsetzenden Spannungsvermehrung, ohne daß sich die Dornfortsätze voneinander entfernen, ist an eine segmentale Funktionsstörung zu denken. Bedacht werden sollte, daß schon kleine Bewegungsausschläge an den kraftübertragenden Patientenbeinen ausreichen, um alle segmentalen Etagen der Lendenwirbelsäule untersuchen zu können.

Passive Rückbeuge in Seitlage

Der Patient liegt auf der rechten Körperseite; er faltet die Hände im Nacken. Beide Beine sind in Hüft- und Kniegelenken gering gebeugt. Zweckmäßig ist eine diagonale Lagerung, wobei der Patientenkopf auf der einen, das Becken auf der gegenüberliegenden, dem Untersucher zugewandten Liegenseite liegt. Er steht in Beckenhöhe vor dem Patienten und umgreift mit seiner rechten Hand den Knöchel des untenliegenden rechten Patientenbeines. Durch streckenden Zug an den Patientenbeinen, die dabei nicht von der Unterlage gehoben werden, sind Hüftgelenksstreckung und anschließende Rückbeuge der Lendenwirbelsäule erreichbar *(Abb. 30)*. Mit dem linken Zeigefinger palpiert der Untersucher diese Rückbeuge als Annäherung der beiden das zu

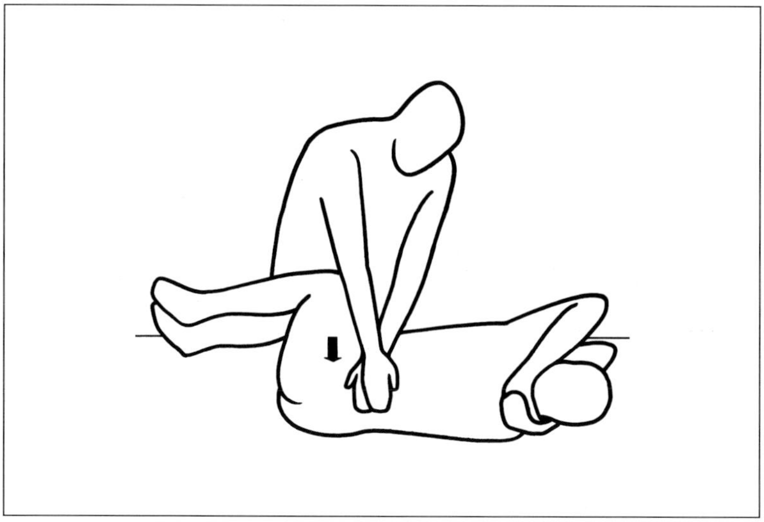

Abb. 31 Segmentale Untersuchung Lendenwirbelsäule: passive Dorsalverschiebung bei S1/L5/L4 in Seitlage.

untersuchende Segment markierenden Dornfortsätze.
Beurteilung findet diese Annäherungsbewegung; deren Ausbleiben spricht für eine segmentale Funktionsstörung. Wiederum sollte bedacht werden, daß schon eine scheinbar geringe Streckbewegung an den Patientenbeinen zu einem Rückbeugeeffekt im gesamten Lendenwirbelsäulenverlauf des Patienten führt, also zur Rückbeugeuntersuchung aller Lendenwirbelsäulensegmente ausreicht.

Passive Dorsalverschiebung bei S1/L5/L4 in Seitlage

Der Patient liegt auf der rechten Körperseite; er faltet die Hände im Nacken. Beide Beine sind in den Hüft- und Kniegelenken rechtwinklig gebeugt. Der Untersucher steht in Bekkenhöhe des Patienten vor diesem und fängt die über den Liegenrand hinausragenden Patientenbeine mit seinen Oberschenkeln ab. Die linke Untersucherhand schient mit der Zeigefingerkante den Dornfortsatz des jeweiligen oberen Partnerwirbels. Die rechte Untersucherhand unterstützt die linke; dabei ruht deren Kleinfinger auf dem haltenden linken Zeigefinger *(Abb. 31)*. Der Untersucher schiebt die Patientenbeine durch sanften Körperdruck auf deren Knieregion nach dorsal. Dieser Dorsalschub setzt sich über das Becken bis zum fixierten oberen Partnerwirbel fort.
Beurteilung finden Ausmaß und Endgefühl der Dorsalschubbewegung, beides wahrgenommen vom haltenden linken Untersucherzeigefinger. Direkte Weiterleitung der Bewegung auf die Haltehand weist auf eine Funktionsstörung im untersuchten Segment hin. Eindeutig lokalisierbar ist die Dorsalverschiebung zwischen L5 und S1, weswegen sie dort beginnen sollte. Oberhalb von L5 wird die Bewegungsbeurteilung weniger eindeutig und deshalb weniger gut bewertbar, da nicht mehr nur ein Segment die Schubbewegung mitmacht.

Behandlung

Neutralhaltungsmobilisation in Seitlage

Der Patient liegt auf der rechten Körperseite, wobei sich das gestörte lumbale Wirbelgelenk oben befindet. Das untenliegende rechte Bein ist in Hüft- und Kniegelenk gering gebeugt. Das obenliegende linke Bein wird in Hüft- und Kniegelenk so weit gebeugt, daß der Fuß in die Kniekehle des rechten Beines eingehängt werden kann. Der Behandler steht in Beckenhöhe des Patienten am rechten Liegenrand.

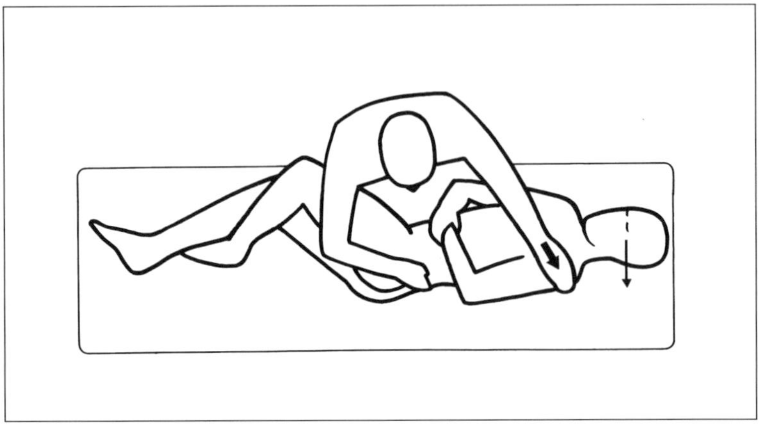

Abb. 32 Ungezielte Behandlung Lendenwirbelsäule: Neutralhaltungsmobilisation in Seitlage.

Mit der Zeigefingerkante der rechten Hand fixiert er den Oberrand des Patientenkreuzbeines, wobei der rechte Unterarm dem Gesäß und Becken der linken Patientenseite aufliegt und diese hält. Mit der rechten Hand umfaßt der Patient sein linkes Handgelenk. Er wird aufgefordert, seinen Kopf mit Blickwende zur linken Seite nach links zu drehen. Der Patientenrumpf folgt dieser Kopfdrehung zwangsmäßig nach. Die linke Behandlerhand stützt sich leicht gegen die linke Patientenschulter *(Abb. 32).*

Nun atmet der Patient bewußt langsam ein und aus. In jeder Einatmungsphase übt der Behandler einen sanften Druck auf die linke Patientenschulter aus, der die atmungsbedingte Rechtsrotationstendenz des Patientenrumpfes hemmt. In der Ausatmungsphase rotiert der Patientenrumpf, der Schwerkraft folgend, jeweils gering weiter nach links. Unterstützen kann der Patient diesen mobilisierenden Linksrotationsschub durch jeweils betonte Blickwende nach links in der Ausatmungsphase. Gewöhnlich reichen fünf bis acht mobilisierende, sehr langsame Atemzüge aus.

Zur Behandlung von Funktionsstörungen auf der Gegenseite der Lendenwirbelsäule wird seitenverändert analog vorgegangen. Die dargestellte Mobilisation wirkt nicht segmental, sondern nur als richtungsspezifischer Rotationsschub auf die gesamte Lendenwirbelsäule, allerdings bevorzugt auf die obenliegenden lumbalen Wirbelgelenke.

Dorsalschubmobilisation bei S1/L5/L4 in Seitlage

Der Patient liegt auf der rechten Körperseite; er faltet die Hände im Nacken. Beide Beine sind in den Hüft- und Kniegelenken rechtwinklig gebeugt. Der Behandler steht in Beckenhöhe des Patienten vor diesem und fängt die über den Liegenrand hinausragenden Patientenbeine mit seinen Oberschenkeln ab. Die linke Behandlerhand schient mit der Zeigefingerkante den Dornfortsatz des jeweiligen oberen Partnerwirbels. Die rechte Behandlerhand unterstützt die linke. Dabei ruht deren Kleinfinger auf dem haltenden Zeigefinger.

Der Patient wird aufgefordert, seine Oberschenkel mit kleiner Kraft gegen die des Behandlers zu drücken *(Abb. 33).* Dieser Druck muß etwa 15 Sekunden gehalten werden. Nach Entspannung des Patienten schiebt der Behandler durch Druck über sein Becken das des Patienten samt unterem Partnerwirbel am gehaltenen oberen Partnerwirbel vorbei nach dorsal *(s. Abb. 31).* Dieser Schubvorgang wird drei- bis fünfmal wiederholt, wobei als Ausgangsstellung für die Wiederholung die jeweils erreichte Dorsalverschiebungsposition zu benutzen ist. Der geschilderte Dorsalschub wirkt auf das Segment L5/S1 als gezielte Mobilisation, auf das Segment L4/L5 allerdings bereits weniger gut gezielt, da nicht mehr nur ein Segment die Schubbewegung mitmacht.

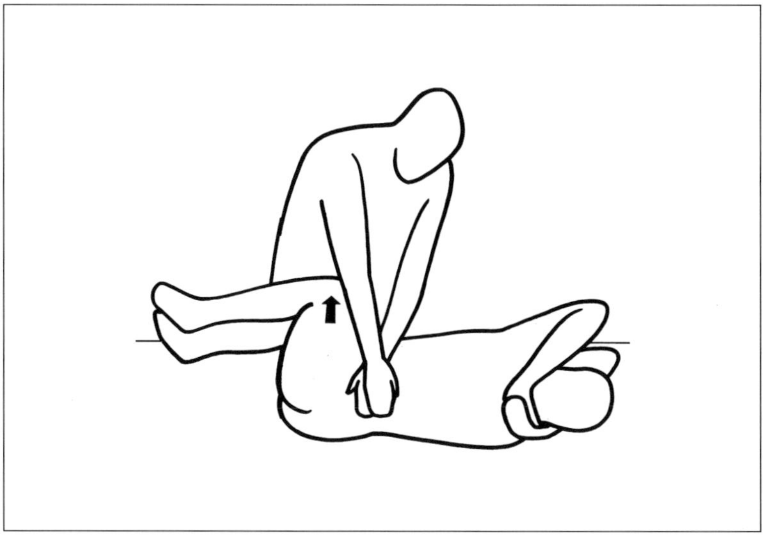

Abb. 33 Segmentale Behandlung Lendenwirbelsäule: Dorsalschubmobilisation bei S1/L5/L4 in Seitlage.

Iliosakralgelenk

Das Iliosakralgelenk verfügt über keine eigene, das Gelenk bewegende Muskulatur. Es ist eine Art »Bremsgelenk« mit der im Vordergrund stehenden Aufgabe, die Gewichtsverlagerungen zwischen Wirbelsäule und Becken während des Gehens abzufangen. Funktionelle Störungen, Blockierungen dieses Gelenkes sind von hoher pathogenetischer Bedeutung. Leider zeichnen sie sich dadurch aus, daß sie am Individuum in sehr uneinheitlicher Weise klinisch relevant werden. Offensichtlich reflektorisch bedingt, wenn auch noch immer nicht ausreichend theoretisch hinterlegt, vor allem, was die Seitenbezüge betrifft, bestehen enge Beziehungen zwischen funktionellen Störungen der Kopfgelenke und der Iliosakralgelenke.
Als Therapeut ist man gut beraten, wenn man die bei Iliosakralgelenksblockierung obligat zu erwartenden Funktionsstörungen der Kopfgelenke mitbehandelt: es dient unzweifelhaft der Rezidivprophylaxe.

Orientierende Untersuchung

Passives Abduktionsphänomen nach Patrick und Kubis in Rückenlage

Der Patient liegt auf dem Rücken. Der Untersucher steht am rechten Liegenrand in Beckenhöhe des Patienten, den Blick fußwärts gerichtet. Mit der linken Hand fixiert er den linken Patientenoberschenkel von ventral her. Die rechte Hand greift in die rechte Kniekehle des Patienten, und zwar von außen kommend, um das rechte Bein in Knie- und Hüftbeuge zu ziehen. Diese Bewegung endet, wenn der rechte Fuß neben dem linken Kniegelenk steht. Nun läßt der Untersucher das gebeugte, aber aufstehende Bein langsam in Abduktion, also nach außen hin, sinken *(Abb. 34)*. Am Ende der Abduktionsbewegung ist ein einmaliges und vorsichtiges Nachfedern möglich, allerdings nicht unbedingt erforderlich. Zur Prüfung der Gegenseite tritt der Untersucher an die linke Bankseite und geht analog vor.
Beurteilt werden Ausmaß und Endspannung der Bewegung im Seitenvergleich. Behindertes Bewegungsausmaß und erhöhte Endspannung gelten als Hinweis auf eine mögliche Funktionsstörung des dem untersuchten Bein entsprechenden Iliosakralgelenkes. Einschrän-

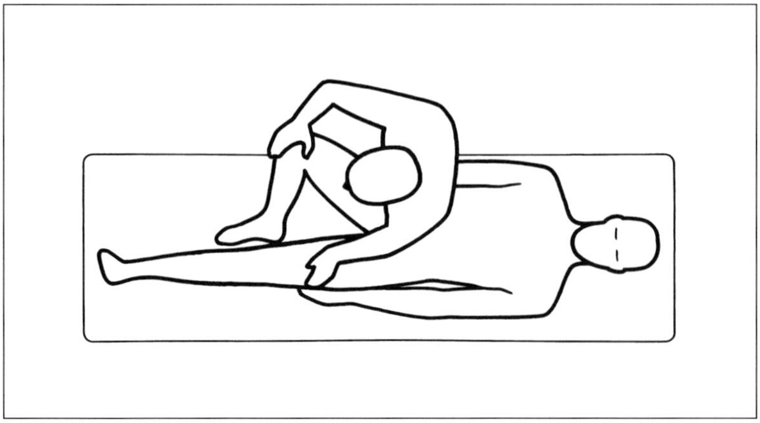

Abb. 34 Orientierende Untersuchung Iliosakralgelenk: passives Abduktionsphänomen nach *Patrick* und *Kubis* in Rückenlage.

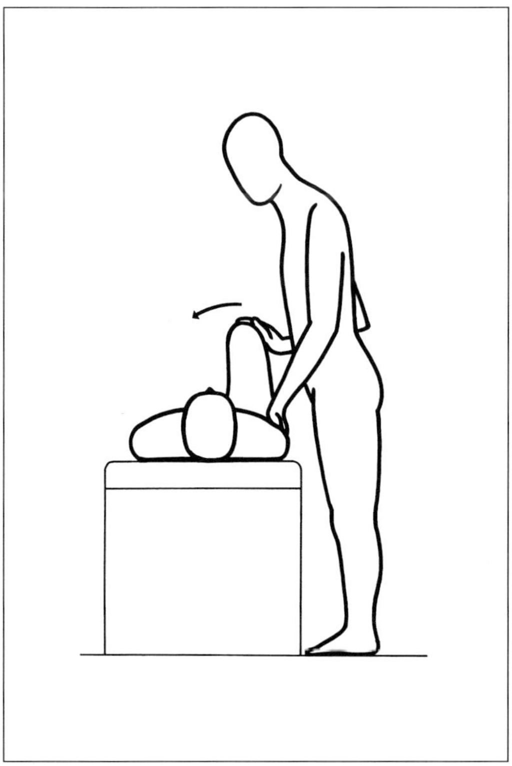

Abb. 35 Orientierende Untersuchung Iliosakralgelenk: gebeugte passive Beinadduktion in Rükkenlage.

kend muß aber gesagt werden, daß die Prüfung nur dann aussagefähige Befunde ergibt, wenn freie Hüftgelenksbeweglichkeit vorliegt.

Gebeugte passive Beinadduktion in Rückenlage

Der Patient liegt auf dem Rücken nahe am rechten Liegenrand. Der Untersucher steht in Beckenhöhe des Patienten am rechten Liegenrand. Er fixiert mit dem linken Daumenballen am rechten vorderen Darmbeinstachel das Patientenbecken. Mit der rechten Hand führt er das im Hüftgelenk rechtwinklig gebeugte rechte Patientenbein in Adduktion *(Abb. 35)*. Die Prüfbewegung endet, wenn die Beckenfixationshand des Untersuchers ein beginnendes Mitgehen des Patientenbeckens signalisiert. Zur Prüfung der Gegenseite tritt der Untersucher an die linke Bankseite und geht analog vor.

Beurteilt werden Ausmaß und Endspannung der geführten Adduktionsbewegung im Seitenvergleich. Bei ungestörtem Iliosakralgelenk kann das gebeugte Bein über die Medianebene hinweg adduziert werden. Eingeschränktes Bewegungsausmaß und deutliche Härte der Endspannung deuten auf eine Funktionsstörung in dem Iliosakralgelenk hin, welches dem überprüften Bein zugeordnet ist.

Behandlung

Mobilisation über gebeugte passive Beinadduktion in Rückenlage

Der Patient liegt auf dem Rücken nahe am rechten Liegenrand. Der Behandler steht in Beckenhöhe des Patienten am rechten Liegenrand. Er fixiert mit dem linken Daumenballen am rechten vorderen Darmbeinstachel das Patientenbecken. Mit der rechten Hand hält er das im Hüftgelenk rechtwinklig gebeugte rechte Patientenbein in zwanglos erreichbarer Adduktion. Er stützt seinen Thorax gegen das gebeugt gehaltene Bein und fordert den Patienten auf, dieses im Abduktionssinn dagegenzudrücken *(Abb. 36)*. Dazu bedarf es nur einer kleinen Kraft, die der Patient etwa 15 Sekunden halten soll. Nach Aufforderung an diesen, den Spannungsdruck aufzugeben, führt der Behandler das Patientenbein in die nun erreichbare Adduktionsstellung. Die Anspannungswiederholung geht von der jeweils neu gewonnenen Adduktionsstellung aus. Anspannungs- und geführter Adduktionsvorgang müssen drei- bis fünfmal wiederholt werden, um eine Funktionsstörung des Iliosakralgelenkes zu lösen.

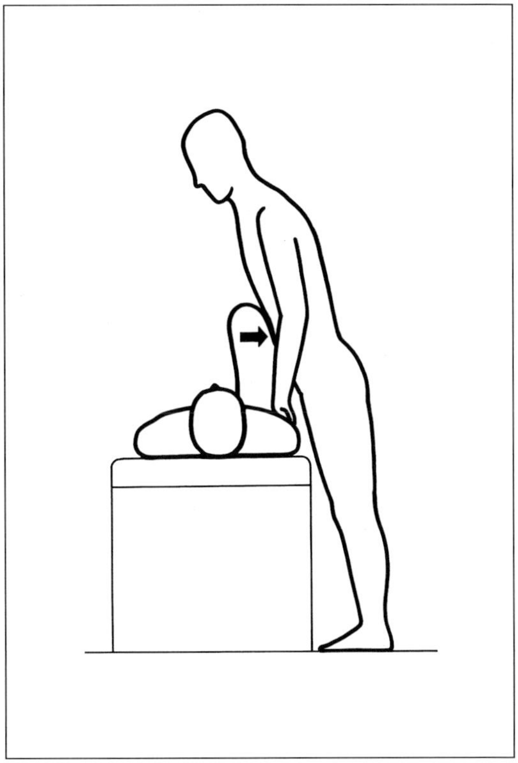

Abb. 36 Behandlung Iliosakralgelenk: Mobilisation über gebeugte passive Beinadduktion in Rückenlage.

Federungsmobilisation des oberen und unteren Gelenkanteils in Seitlage

Der Patient liegt mit leicht gebeugten Hüft- und Kniegelenken auf der rechten Körperseite, die Hände unter dem Kopf. Zur Behandlung des oberen Anteils des linken Iliosakralgelenkes sitzt der Behandler hinter dem Patienten, und zwar in Kniegelenkshöhe, das Gesicht zum Patientenkopf gerichtet *(Abb. 37.1)*. Der fixierende rechte Behandlerdaumen ruht flächig auf dem oberen Kreuzbeinanteil des Patienten, unmittelbar neben dem Iliosakralgelenk. Die mobilisierende linke Behandlerhand stützt sich gegen den linken vorderen Darmbeinstachel des Patientenbeckens, und zwar von ventral her. Der Behandler stellt beide Unterarme in eine Linie gegeneinander, so daß sie mit dem Patientenkörper einen rechten Winkel bilden. Mobilisierend drückt er beide Arme sehr langsam, jeweils etwa 3 Sekunden anhaltend, rhythmisch gegeneinander, wobei nur geringe Druckkräfte notwendig werden.

Zur Behandlung des unteren Gelenkanteils sitzt der Behandler ebenfalls hinter dem Patienten, und zwar in dessen Taillenhöhe, das Gesicht zu den Patientenfüßen gerichtet *(Abb. 37.2)*. Der fixierende linke Behandlerdaumen ruht flächig auf der Kreuzbeinspitze. Die mobilisierende rechte Behandlerhand stützt sich, von ventral kommend, gegen den rechten vorderen Darmbeinstachel des Patientenbeckens. Wieder stellt der Behandler beide Unterarme in eine Linie gegeneinander. Mobilisierend drückt er beide Arme rhythmisch gegeneinander, auch hier nur mit geringer Kraft arbeitend.

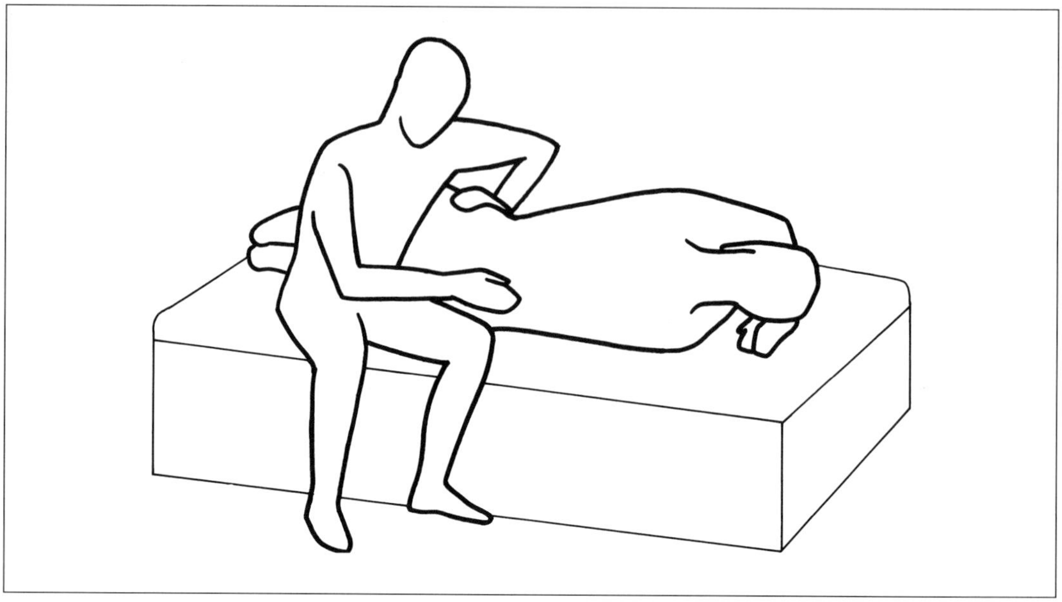

Abb. 37.1 Behandlung Iliosakralgelenk: Federungsmobilisation des oberen Gelenkanteils in Seitenlage.

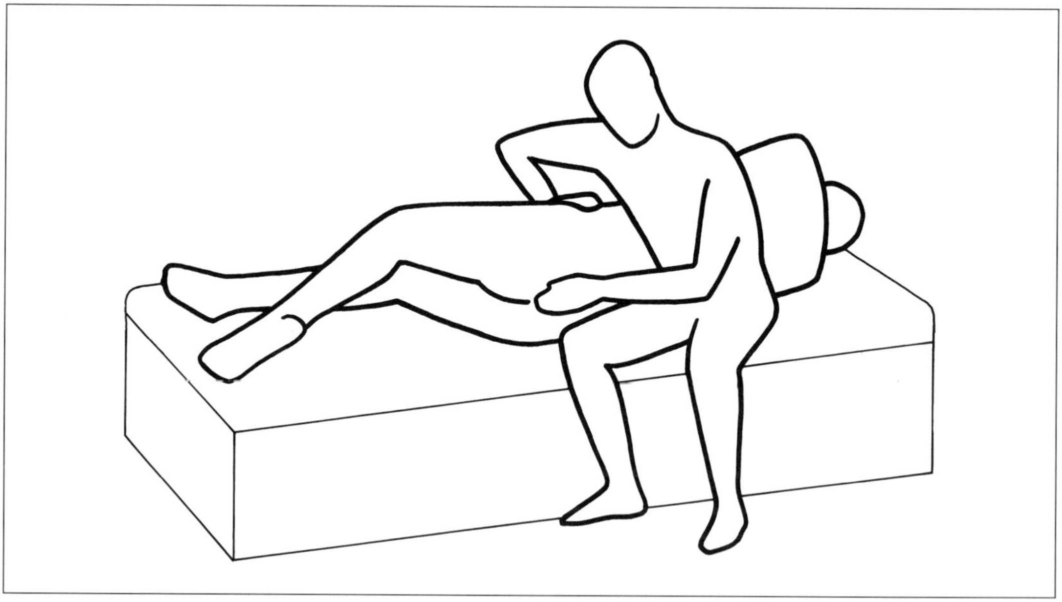

Abb. 37.2 Behandlung Iliosakralgelenk: Federungsmobilisation des unteren Gelenkanteils in Seitlage.

Besonders wirkungsvoll ist die Mobilisation in beiden Gelenkabschnitten, wenn der rhythmische Mobilisationsdruck am jeweiligen Ende plötzlich völlig nachgelassen wird, so daß ein Rückfederungseffekt eintritt.

Allgemeine und spezielle Behandlungsfolgen

Erste und auffällige Folge einer lege artis ausgeführten Mobilisationsbehandlung ist die deutlich verbesserte, in vielen Fällen normalisierte Motilität im behandelten Bewegungssegment oder in der behandelten Wirbelsäulenregion.

Die bei funktionellen Wirbelsäulenstörungen einer subtilen Untersuchung zugänglichen tastbaren reflektorischen Krankheitszeichen wie Spannungsvermehrung bei Palpationsdruck gegen Haut und Unterhautgewebe und Tonuserhöhung der Muskulatur (*Sachse* u. *Schildt-Rudloff* 1994) verschwinden, wenn auch nicht so plötzlich und effektvoll wie bei einem gelungenen manipulativen Handgriff. Auf jeden Fall kommt es zur Verminderung der störungsbedingt erhöhten Gewebespannung an der Körperdecke.

Als ebenfalls deutliches Zeichen segmentaler Irritation bei funktionellen Wirbelsäulenstörungen gelten qualitativ veränderte und quantitativ verfälschte sensible Wahrnehmungsreize (*Sachse* u. *Schildt-Rudloff* 1994). Diese Empfindungsstörungen verlieren sich regelmäßig, aber ebenfalls nicht sofort, sondern langsam.

Der von funktionellen Wirbelsäulenstörungen, von Blockierungen der Wirbelsäulengelenke betroffene Patient wird sich dieser üblicherweise, allerdings nicht obligatorisch, durch Schmerzen bewußt. Ein solcher Schmerz mit mehr oder weniger starkem Ausstrahlungscharakter ist durch ätiologisch orientierte Behandlung, also durch gezielte Mobilisation über postisometrische Relaxation, nachhaltig zu beeinflussen.

Obwohl individuell stark unterschiedlich ausgeprägt, ist bei segmentalen Dysfunktionen der Wirbelsäule mit Dysregulationserscheinungen des vegetativen Systems zu rechnen. Das gilt in besonderem Maße für Störungen in den Gelenken der Kopfregion (*Wolff* 1993). Eine auf diese Gelenke gerichtete Behandlung ist in der Lage, Einfluß auf Störungen der allgemeinen Befindlichkeit, der optischen und akustischen Wahrnehmung, der peripheren Vasomotorik zu nehmen, um nur einige Beispiele aus diesem Bereich zu nennen.

Zum Abschluß sei daran erinnert, daß es sich bei Muskeln und Gelenken um neurophysiologisch eng aufeinander abgestimmt reagierende Teile des Bewegungssystems handelt, eines Systems, das über hochkompliziert arbeitende und in großer Anzahl vorhandene Rezeptoren die notwendige motorische Anpassung des Gesamtorganismus an die jeweilige Außensituation gewährleistet. Es wäre naiv, funktionellen Störungen in diesem System lediglich mechanische Aspekte zubilligen zu wollen.

Ausbildungsmöglichkeiten und Ausbildungsgang

Eingangs war mit allem Nachdruck darauf hingewiesen worden, daß die hier vorliegende methodische Einführung keinesfalls als Ersatz für eine volle Ausbildung in chirodiagnostischen und chirotherapeutischen Techniken gelten kann. Im Gegenteil, sie zielt darauf ab, den Leser auf die Vorteile einer derartigen Ausbildung hinzuweisen, ihn auf eine solche vorzubereiten.

Die drei großen deutschen Ärztegesellschaften für Manuelle Medizin sind in der Dachgesellschaft der »Deutschen Gesellschaft für Manuelle Medizin« (DGMM) zusammengefaßt. Der Ausbildungsgang in den einzelnen Gesellschaften ist ähnlich, aber nicht identisch. So werden Kurszeiten und Schwerpunktsetzungen im Unterricht durchaus unterschiedlich gehandhabt. Die Gesamt-Zeit der Ausbildung ist gleich; sie beträgt rund 300 Stunden.

Vorgeschaltet wird dem eigentlichen praktisch-theoretischen Ausbildungsgang ein zweitägiger Informationskurs; er ist nicht schulenspezifisch, ermöglicht also eine nachfolgend beliebige Ausbildung innerhalb der in der

DGMM zusammengeschlossenen Gesellschaften. Nach diesem Informationskurs sind die Kursabschnitte der einzelnen Gesellschaften nicht mehr kompatibel, müssen also seminarentsprechend weitergeführt und abgeschlossen werden.
Alle drei Gesellschaften bieten Krankengymnasten bzw. Physiotherapeuten eine auf deren Belange zugeschnittene Ausbildung, die mit dem Zertifikat »Manuelle Therapie« abgeschlossen werden kann; sie erstreckt sich über rund 250 Stunden.
Über die Einzelheiten der Ausbildungsbedingungen informieren die Sekretariate der Seminare. Deren Anschriften lauten:

Ärzteseminar Neutrauchburg (MWE) e.V.
Dr.-Karl-Sell-Ärzteseminar
Am Moos 3
88316 Neutrauchburg/Allgäu
Tel. 0 75 62/52 11

Ärztevereinigung für Manuelle Medizin
Ärzteseminar Berlin (ÄMM) e.V.
Frankfurter Allee 263
10317 Berlin
Tel. 0 30/52 27 94 40

Ärzteseminar Hamm-Boppard (FAC) e.V.
Heerstraße 162
56154 Boppard/Rhein
Tel. 0 67 42/59 27

Literatur

Bischoff, H.P.: Chirodiagnostische und chirotherapeutische Technik. perimed, Erlangen 1988
Bourdillon, J.F., Day, E.A.: Spinal Manipulation. 4. Aufl. Appleton & Lange, East Norwalk 1987
Capra, F.: Wendezeit. dtv, München 1991
Cramer, A., Doering, J., Gutmann, G.: Geschichte der manuellen Medizin. Springer, Berlin 1990
Eder, M., Tilscher, H.: Chirotherapie. 2. Aufl. Hippokrates, Stuttgart 1990
Evjenth, O., Hamberg, J.: Muskeldehnung, warum und wie? Teil 2: Die Wirbelsäule. Remed, Zug 1981
Frisch, H.: Programmierte Untersuchung des Bewegungsapparates. Chirodiagnostik. 6. Aufl. Springer, Berlin 1995a
Frisch, H.: Programmierte Therapie am Bewegungsapparat. Chirotherapie. Springer, Berlin 1995b
Greenman, Ph.E.: Principles of Manual Medicine. Williams & Wilkins, Baltimore 1989
Lewit, K.: Manuelle Medizin. 6. Aufl. Barth, Leipzig 1992
Maitland, G.D.: Manipulation der Wirbelsäule. Springer, Berlin 1991
Paterson, J.K., Burn, L.: An Introduction to Medical Manipulation. MTP Press, Lancaster 1985
Paterson, J.K., Burn, L.: Examination of the Back. An introduction. MTP Press, Lancaster 1986
Sachse, J., Schildt-Rudloff, K.: Manuelle Untersuchung und Mobilisationsbehandlung der Wirbelsäule. Methodischer Leitfaden. 2. Aufl. Ullstein Mosby, Berlin 1994
Stoddard, A.: Lehrbuch der osteopathischen Technik an Wirbelsäule und Becken. Hippokrates, Stuttgart 1978
Wolff, H.-D.: Neurophysiologische Aspekte des Bewegungssystems. 3. Aufl. Springer, Berlin 1996

Ortho-Bionomie® zur Behandlung der Wirbelsäule

Klaus Weber

Dem Begründer der Ortho-Bionomie
Dr. Arthur Lincoln Pauls
gewidmet.

Einführung in die Theorie der Ortho-Bionomie

Die Ortho-Bionomie ist eine eigenständige Form der manuellen Therapie mit einem weiten Spektrum leicht zu erlernender Techniken für die gezielte »weiche« Behandlung bei Beschwerden der Wirbelsäule. Unter Berücksichtigung der wichtigsten Grundregeln der Ortho-Bionomie - die Behandlung darf niemals unangenehm oder gar schmerzhaft sein, sie darf nie forciert werden und muß immer mit und nicht gegen das Läsionsmuster gerichtet sein -, sind die Manipulationen risikolos. Deswegen gelten hier viele der Kontraindikationen anderer Methoden nicht. Eine Röntgenaufnahme vor der Behandlung kann aus diagnostischen Gründen zweckmäßig sein, ist jedoch nicht Voraussetzung für die Therapie.
In diesem Buch werden die Grundtechniken der Phase 4 der »phased reflex techniques«, der »gestaffelten Reflextechniken«, so lautete der ursprüngliche Name der Ortho-Bionomie zur Behandlung der Wirbelsäule, dargestellt. Da diese Techniken verhältnismäßig leicht zu erlernen sind, kann ein geschickter Behandler, inbesondere mit manualtherapeutischen Vorkenntnissen, mit Hilfe der Anleitungen in diesem Kapitel bereits einige der Techniken in der praktischen Anwendung erproben.

Begriffserklärung und Geschichte

Mit der Ortho-Bionomie wurde 1988 eine in Deutschland neue Technik der integrativen Körpertherapie eingeführt. Sie arbeitet mit der gezielten Stimulation von Autokorrekturmechanismen des Körpers, um damit insbesondere Störungen im Bewegungsapparat zu behandeln. Eine Besonderheit der Ortho-Bionomie besteht darin, daß neben den sehr strukturbezogenen Grundtechniken fortgeschrittene Techniken zum Ausgleich funktioneller und energetischer Dysbalancen und zur Auflösung entsprechender Blockierungen gelehrt werden, die ausdrücklich die subjektive Ebene der Patient-Behandler-Beziehung in die Arbeit mit einbeziehen.
Das aus dem Griechischen stammende Wort »ortho« bedeutet »gerade, aufrecht, richtig« und »Bionomie« (engl. bionomy) kann mit »Gesetzmäßigkeit des Lebens« übersetzt werden. Ortho-Bionomie bedeutet also »mit den Gesetzen des Lebens arbeiten« oder »entsprechend den Lebensgesetzen arbeiten«.
Der Begründer der Ortho-Bionomie, der Anglo-Kanadier *Pauls,* studierte, nachdem er unter anderem als Fahrlehrer und Judolehrer gearbeitet hatte, Osteopathie, ein in den USA und Kanada dem Medizinstudium gleichberechtigter Studiengang. Die Geschichte der Osteopathie wurde ja bereits in der Einführung von *Buchmann* dargestellt. Nach der Promotion zum Doktor der Osteopathie interessierte sich *Pauls* sehr für die weichen Techniken der Osteopathie, insbesondere für die von dem Kanadier *Jones* entwickelten Techniken zur Spontanauflösung osteopathischer Läsionen durch eine gezielte Lagerung des Patienten, die Technik der Positionierung (siehe S. 53).
Jones hatte ein neues Prinzip der Läsionentstehung und Behandlung an einem Patienten mit einer schweren L2-Läsion entdeckt. Sämtliche osteopathischen Techniken waren bei diesem Mann, der unter dauernden schweren Schmerzen litt, erfolglos geblieben. *Jones* kam schließlich der Gedanke, das Los des Patienten sei vielleicht zu erleichtern, wenn er zusammen mit dem Patienten eine möglichst schmerzarme Lagerung für die Nacht finden könne. Zu seiner Überraschung war die optimale Lagerung mit einer starken Wirbelsäulenkrümmung und Beckenrotation verbunden.

Als der Patient sich nach einer Zeit der Lagerung langsam aus der entspannenden Lage in die Ausgangshaltung zurückbewegte, blieb die Schmerzfreiheit bestehen. Die Läsion hatte sich korrigiert. Die Anwendung dieser Positionierung bei anderen Klienten mit demselben L2-Läsionsmuster brachte immer wieder dasselbe Ergebnis.

Die Anamnese der Patienten wies darauf hin, daß die Verletzung meist in einer viel extremeren Körperhaltung entstanden war als derjenigen, die bei der Untersuchung der Patienten vorgefunden wurde. In der Extremhaltung waren die Patienten dabei noch schmerzfrei gewesen. Erst beim Aufrichten kam es zu der Schmerzsymptomatik. Die Muskelspannung widersetzte sich dabei jeder weiteren Aufrichtung aus der Extremhaltung heraus.

Die erneute Einnahme dieser Haltung, gelegentlich auch mit einer leichten Übertreibung, das Halten der Position und die langsame, entspannte Auflösung der Lagerung führten zur Korrektur. Jones entwickelte ein zu diesen Beobachtungen passendes Denkmodell über die Entstehung von Läsionsmustern an Gelenken. In jahrelanger Arbeit suchte und fand er für die häufigsten Störungen entsprechende Lagerungstechniken. Diagnose und Zuordnung der Positionierungen zu den Läsionen werden durch die Verwendung spezifischer myofaszialer Indikatorpunkte erleichter, die nach Auffassung von *Jones* aussagekräftiger sind als die oft unklaren Schmerzangaben der Patienten.

Die Positionierungen von *Jones* wurden die wichtigste Grundlage der ortho-bionomischen Phase-4-Techniken. Aus systematischen Gründen teilte *Pauls* die verschiedenen osteopathischen Techniken und seine darauf aufbauenden eigenen Techniken in »Phasen«, Entwicklungsstufen, ein. Die klassische Osteopathie entspricht der Phase 1, weiche Techniken und Mobilisation der Phase 2, die Positionierungen und andere Sonderformen der Phase 3.

Während *Jones* seine Positionierung als integralen Teil der Osteopathie verstand, ging *Pauls* mit seiner Arbeit einen Schritt weiter. Neben der Osteopathie war das Judo mit seinen »passiven« Kampftechniken und dem allen ostasiatischen Kampfsportarten eigenen Konzept einer strukturierten und lenkbaren Körperenergie, die unter anderem Qi oder Prana genannt wird, die wichtigste Quelle für die Entwicklung der Ortho-Bionomie. Die Vorstellung von einer therapeutisch nutzbaren »Körperelektrizität« hat heute über die kraniosakrale Therapie nach *Upledger* in der Osteopathie Eingang gefunden. Dort wird dieses Konzept mit der »Ausschaltung des somato-emotionalen Gedächtnisses« und der anderen Techniken allerdings nicht ganz im Sinne der Ortho-Bionomie umgesetzt.

Die Weiterentwicklung der *Jones*schen Techniken, unter anderem mit der Einführung einer leichten Kompression, verringerte die Behandlungszeit von mindestens 90 Sekunden *(Jones)* auf unter 60 Sekunden *(Pauls)*. Noch radikaler als *Jones* machte sich *Pauls* die der Positonierung zugrundeliegenden Therapieprinzipien klar (s.u.). Diese Prinzipien fand er auch bei den nächsten Entwicklungsstufen seiner Arbeit, den Phasen 5, 6 und 7 der Ortho-Bionomie bestätigt. Dementsprechend gab *Pauls* seiner Behandlungsmethode anfangs den Namen »phased reflex techniques«. Rückblikkend erkannte *Pauls,* daß er bereits mit der Phase 4 ein neues Behandlungsmodell eingeführt hatte, das nicht mehr unter dem Namen Osteopathie zu subsumieren war. In dieser historischen Entwicklung liegt der den Anfänger verwirrende Grund, warum die Ortho-Bionomie mit der Phase 4 beginnt. Ab 1976 lehrte *Pauls* seine Methoden unter dem Namen Ortho-Bionomy. Sie fand zunächst Verbreitung im Nordwesten der USA. Eigenständige Gesellschaften für Ortho-Bionomie gibt es heute in den USA (zuständig auch für Kanada und Australien), der Schweiz, Frankreich und Deutschland. Gelehrt und praktiziert wird die Methode noch in vielen anderen Ländern.

Behandlungsprinzipien

Ausgangspunkt für die Ortho-Bionomie waren einige einfache Überlegungen. Wichtige Elemente der als störend empfundenen Veränderungen im Bewegungsapparat wie die Erhöhung des Muskeltonus, die Verkürzung von Sehnen und die Automatisierung unphysiologischer Bewegungsabläufe, sind im Grunde normale Kompensationsmöglichkeiten des Organismus. Sie dienen dem Schutz des Körpers oder der Ökonomisierung im Sinne einer Minimierung des Aufwandes an Kraft oder Aufmerksamkeit. Die Erhöhung des Muskeltonus verbessert die Antwortbereitschaft gegenüber möglichen mechanischen Schäden, die Fähigkeit von Sehnen, sich zu verkürzen, und von Faszien, zu verkleben, fördert die Gelenkstabilität und verringert die aktive Haltearbeit. Die rasche Gewöhnung an eigentlich unphysiologische Bewegungsabläufe, wie das Entlastungshinken nach einer Sprunggelenksdistorsion, hilft über die Automatisierung Raum zu schaffen für die Verarbeitung anderer sensorischer Eindrücke.
Schonhaltungen und ungewöhnliche Gelenkstellungen, bei deren Änderung über die Nozizeption Schmerzen ausgelöst werden, haben ebenfalls ihre biologische Bedeutung. Es können unter anderem die bestmögliche Kompensation einer Grundstörung, ein sekundäres Gleichgewicht (s.u.), ein Läsionsmuster nach Jones oder eine somatopsychische Reaktion vorliegen.

Klassischer Therapieansatz

Der klassische Therapieansatz der manuellen Therapie und der Physiotherapie versucht über die Deblockierung von Gelenken, das Dehnen von Muskeln und Sehnen sowie durch Training idealer Bewegungsabläufe das vorliegende Problem zu behandeln. Dies gelingt in oft beeindruckender Weise. Grundlage dieses Therapieansatzes ist eine »allopathische« Sichtweise mit der Orientierung an einem theoretischen Idealbild. Die Ausrichtung an diesem Ideal einer »optimalen Struktur und Funktion« mag gelegentlich notwendig sein. Sie ist aber durchaus problematisch.
Je nach Ausbildung, Therapierichtung und Schule variieren die Vorstellungen darüber, was das Ideal ist. Überwog früher eine statisch-mechanische Betrachtungsweise, wird heute der Funktion immer mehr Wert beigemessen.
Am Beispiel der Wirbelsäule lassen sich einige Widersprüche, mit denen die idealtypisch orientierten Therapien zu kämpfen haben, gut demonstrieren. Ein Spötter bemerkte einmal: »In jedem Anatomiebuch findet sich die Abbildung einer idealen Wirbelsäule, gesehen habe ich noch nie eine«. Schon darüber, wie die Stellung von Sakrum und Becken zur LWS aussehen sollte, gibt es je nach Therapierichtung unterschiedliche Auffassungen. Recht einhellig und wie selbstverständlich wird davon ausgegangen, daß für die Wirbelsäule und die paravertebrale Muskulatur achsensymmetrische Befunde anzustreben sind. *Buchmann* dagegen fand bei Reihenuntersuchungen bereits bei Neugeborenen und Säuglingen mehrheitlich asymmetrische Funktionsbefunde. Kann der seltenere Fall der Symmetrie das Ideal sein? Angesichts der unterschiedlichen Händigkeit der Menschen und der daran orientierten Arbeits- und Lebenswelt kann die Symmetrie des Achsenorgans weder die Norm noch das Ideal sein.
Zu fragen ist vielmehr, welche strukturelle oder funktionelle Anpassung an die aktuellen Anforderungen gefunden wurde und ob das Achsenorgan wechselnde Belastungen gut toleriert oder nicht. Die Unzahl der sich aus der Unterschiedlichkeit der Individuen ergebenden Möglichkeiten und die Komplexität des Problems machen das vereinfachende Denkmodell »optimaler« Strukturen und Funktionsabläufe – das schon kompliziert genug ist – vielfach als Arbeitsgrundlage notwendig, um überhaupt zielgerichtet arbeiten zu können.
In der Ortho-Bionomie wird dieses Denkmodell nicht zum Ziel der Behandlung, sondern hat seine Bedeutung in der Diagnostik. Aus zeitökonomischen Gründen und um schwerwiegende Befunde nicht zu übersehen, ist eine orientierende Untersuchung notwendig. Im

Seitenvergleich werden körperlicheBefunde und Funktionen geprüft und so zumeist der Ort des Therapiebeginns festgelegt.
Für die Therapie selbst versucht die Ortho-Bionomie, den Gedanken an eine ideale Gelenkstellung oder Funktion möglichst auszuschalten und ohne theoretische Vorgaben zu arbeiten. Die Sondersituationen individueller Anpassungen könnten sonst nur schwer die ihnen zukommende Beachtung finden.
Das Ziel einer »korrekten Haltung« mit dem Folterarsenal einer Unzahl redressierender Korsagen und Geradehalter aus den ersten Jahrzehnten unseres Jahrhunderts ist lange überwunden. Die heutige Therapie betont das funktionelle Arbeiten und versucht, individuellen Erfordernissen mehr Raum zu geben. Dennoch herrscht immer noch derselbe Grundgedanke vor: Der Körper soll mit Hilfe des Therapeuten möglichst direkt aus der als pathologisch diagnostizierten Situation in eine »physiologische Situation« gebracht werden.
Langsam setzt ein Paradigmenwechsel im Sinne einer Ergänzung der klassischen Verfahren ein. Einzelaspekte der Krankheitsentstehung und Therapie werden unter Gesichtspunkten, wie sie auch die Ortho-Bionomie kennt, berücksichtigt.
Gemessen an der Zahl aller Behandlungen spielen diese Ergänzungen in der Masse der manuellen Behandlungen der Wirbelsäule noch keine große Rolle. Aufzuzählen sind hier neben anderen die PIR-Techniken (postisometrische Relaxation), die Positionierung nach *Jones,* die Meridiantherapie nach *Brand* mit der Gelenkbehandlung in die freie Richtung und Methoden der kraniosakralen Therapie, die ihrerseits meist noch als Außenseiterverfahren angesehen werden.

Therapieansatz der Ortho-Bionomie

Wie bei jeder Therapie macht sich der Behandler durch Anamnese und Befunderhebung zunächst ein Bild von seinem Patienten. In der Ortho-Bionomie wendet er allerdings keine Techniken gegen das Symptom an, die den Körper mehr oder weniger forciert in die gedachte »Normalposition« bringen. Die Ortho-Bionomie geht nicht »allopathisch«, sondern umgekehrt, sozusagen »homöopathisch« vor.

Konzept der »Verwirrung«

Grundlage dieser Therapiemethode ist letztlich *Pauls'* Konzept von den wechselseitigen Wirkungen des inneren Verstehens und Mißverstehens, der Verwirrung. Er sagt dazu: »Die Verletzungen, Krankheiten und Gefühlskonflikte, die man sich im Laufe des Lebens immer wieder unbewußt zufügt, resultieren aus dem, was ich ›Miß-Verstehen‹ nenne. Die Ortho-Bionomie erlaubt es, den Patienten zum Verstehen hinzuführen, damit er, ausgehend von diesem Verstehen, angemessen und unbeeinträchtigt von Gewohnheiten und Ängsten reagieren kann. Natürlich handelt es sich hier nicht um ein bewußtes oder mit Worten auszudrückendes Verstehen. Es ist üblicherweise unbewußt und kann gelegentlich als eine innere Stimmung wahrgenommen werden. Dieses Verstehen ist von Natur aus in jedem von uns vorhanden, soweit wir frei sind von Angst und anderen energetischen Blockaden.«
Die hier dargestellten Grundgedanken von *Pauls* zeigen deutlich, daß die aus der praktischen Erfahrung mit der Osteopathie erwachsenen Techniken und Denkansätze der Ortho-Bionomie nicht isoliert dastehen. Sie passen gut zu den Konzepten der *Feldenkrais*-Methode, neoreichianischen Therapierichtungen oder der Atemtherapie nach *Glaser* im Sinne eines ganzheitlichen Gesundheitsverständnisses. Für die praktische Arbeit hat sich das Denkmodell vom Mißverstehen oder der Verwirrung als wesentlicher Ursache von Funktionsbeeinträchtigungen und Krankheiten als nützlich erwiesen.
Jeder Funktionsbereich wie auch die Funktionsketten besitzen im Organismus eine Anzahl von Kontroll- und Kompensationsmechanismen. Ein Symptom kann Ausdruck der absoluten Überlastung und Schädigung der Kompensationsmechanismen sein, z.B. durch ein schweres Trauma, oder aber Zeichen einer

unzulänglichen Steuerung der Autoregulation. Ausgleichs- und Regulationsvorgänge haben logischerweise nur dann einen Sinn, wenn der Körper »weiß«, wie eine optimale Regulation erreicht und aufrechterhalten werden kann. Ist diese Steuerung gestört, also »verwirrt«, können subklinische Irritationen manifest werden. Neben dem bereits erwähnten Zeichen einer Überlastung der Kompensationsmechanismen kann ein Symptom Teil der zur Zeit bestmöglichen Kompensation, Ausdruck eines sekundären Gleichgewichts (s.u.) oder Überrest einer früher notwendig gewesenen Anpassung an eine Schädigung sein. Der Körper weiß nicht mehr, wie er eine Belastung physiologisch optimal ausgleichen kann bzw. er erinnert sich nicht mehr an eine frühere bessere Lösung. Entlastungshinken ist eine angemessene Reaktion auf eine Sprunggelenkdistorsion. Nach Abheilen des Traumas ist das Beibehalten dieses Bewegungsmusters aus Gewohnheit keine Entlastung des Organismus, sondern eine Belastung. Da kein strukturelles Hindernis mehr vorliegt, unterliegt der Mensch, der das Hinken als normal empfindet, einem »Irrtum«.
Der »allopathische« Therapieansatz bemüht sich, durch Übung den Körper wieder umzukonditionieren. In anderen Fällen werden Muskeln gedehnt oder Gelenke wieder in eine als optimal angenommene Position und Funktion gebracht.

Drei prinzipielle Probleme

Wir sehen uns drei prinzipiellen Problemen gegenüber:

1. Die Therapeuten können in vielen Fällen nicht sicher sein, ob die jetzt vorgefundene Situation nicht die bestmögliche Lösung eines Problems ist. Ein Beispiel ist die Bekkenverwringung als Ausgleich einer Beinlängendifferenz. Die vermeintliche Optimierung der Lokalsituation kann zur Beeinträchtigung anderer Regelkreise führen. Dies könnte eine der Ursachen sein, warum in manchen Fällen die Symptomatik immer wieder rezidiviert.
2. Irreführend kann sich auch die Bildung eines sekundären Gleichgewichts im Zusammenhang mit einer Läsion auswirken. Die Läsion wird nicht korrigiert, sondern der Körper baut »um die Läsion herum« eine sekundäre Hilfsfunktion zum Ausgleich der Störung auf. In der Folge können Funktionsbeeinträchtigungen entstehen, die sich nur durch die Korrektur der Grundläsion, nicht aber durch die Behandlung von Störungen des sekundären Gleichgewichts auflösen lassen. So kann in seltenen Fällen eine Narbe den kraniosakralen Rhythmus weiträumig beeinträchtigen und dadurch vielfältige Symptome hervorrufen, die in keinem anatomischen und funktionellen Zusammenhang mit der Narbe stehen. Dieses Phänomen ist identisch mit dem Störfeld der Neuraltherapie. Die Lokalbehandlung müßte demnach wie bei der Neuraltherapie sogar zu einer Symptomverstärkung führen können.
3. Der Organismus empfindet die aktuelle Situation durch Gewöhnung als normal. Eine Reihe von Reflexmechanismen, z.B. Stellreflexe, kontrollieren diesen »Normalzustand«. Mit der Dehnung eines habituell verkürzten Muskels kommt sofort, vor allem bei falschem Timing (s.u.), die Meldung: »Muskel aktiv gedehnt worden, gegensteuern!« Eine Bewegung aus der gewohnten Norm heraus wird dann mit einer Gegenreaktion hin zu dieser »Norm« beantwortet. Dies wird besonders häufig geschehen, wenn dabei Nozizeptoren angesprochen werden. Die vom Therapeuten induzierte oder gar forcierte Bewegung aus der »objektiv« pathologischen, aber subjektiv als normal empfundenen Situation hin zur »objektiv« physiologischen Situation löst dann eine Gegenreaktion hin zur Pathologie aus.

Unter diesen Gesichtspunkten ist eine Physiotherapie, die bis über die Schmerzgrenzen geht, kritisch zu beurteilen. Schmerz wird fast immer vom Körper als Gefahr oder Schädigung interpretiert und löst dementsprechende Schutzreflexe aus.

Der »homöopathische« Weg der Ortho-Bionomie

Der allopathische Ansatz mit dem Versuch der direkten Symptombeseitigung wird in den oben genannten Fällen auf Schwierigkeiten stoßen. Auf die Bedeutung emotionaler Faktoren, somato-emotionaler Blockierungen wurde dabei noch gar nicht eingegangen.

Die Ortho-Bionomie geht einen anderen Weg. Sie respektiert den vorliegenden Befund und versucht sich freizumachen von dem Bild einer theoretisch idealen Situation. Wenn das, was wir vorfinden, einen biologischen Sinn hat, ausgenommen sind selbstverständlich die Folgen schwerer Traumen mit Gewebszerstörung, ist schwer zu begründen, warum dann gegen die vorhandenen Muster angegangen werden soll. Ausgehend von dem in der Untersuchung erhobenen Befund werden vielmehr diese Muster zu Ende geführt oder sogar etwas übertrieben. Der verkürzte Muskel erhält durch eine weitere Verkürzung seine Entspannung, die Gelenkfehlstellung wird durch die Übertreibung der Fehlstellung korrigiert.

Behandelt wird also Gleiches mit Gleichem, dem Simile. Aus diesem Grund wird die Ortho-Bionomie die »Homöopathie der manuellen Medizin« genannt. Die Induktion der Autoregulation durch die Verstärkung der vorhandenen Muster bringt rasch gute Therapieergebnisse und hat einen zusätzlichen lernphysiologischen Vorteil: Der Körper reorganisiert sich selbst, findet also seinen eigenen individuellen Weg zu einer besseren Funktion. Mit diesem Prozeß ist ein Lernvorgang verbunden, der hoffen läßt, daß die so erzielten Ergebnisse besser gehalten werden können als bei einer Korrektur ohne eigene Aktivität des Organismus.

Die Erfahrung zeigt, daß mit der Ortho-Bionomie zudem das Körperbewußtsein, die Bewußtheit, wie es bei *Feldenkrais* heißt, deutlich gesteigert wird. Die unbedingte Forderung, schmerzfrei und in die Entspannung hineinzuarbeiten, beugt dem Auftreten situationsfixierender nozizeptiver Reflexe vor.

Mit den fortgeschrittenen Techniken erwirbt der Behandler Kenntnisse, die das Erkennen eines sekundären Gleichgewichts oder eines Narbenstörfeldes erleichtern. Im Laufe der Behandlung chronischer Beschwerden erlebt man immer wieder, wie die Ortho-Bionomie sukzessive die verschiedenen Anteile komplexer Regulationsstörungen auflösen kann.

Behandlungsprinzipien der Ortho-Bionomie

Die wichtigsten Behandlungsprinzipien der Ortho-Bionomie lauten:

1. Finde für deinen Patienten eine angenehme Lage!
2. Gehe weg vom Schmerz hin zu mehr Wohlbefinden!
3. Gehe mit dem Organismus und verstärke das vorgefundene Muster!
4. Respektiere die Wahrnehmung und Reaktion deines Patienten!
5. Tue wenig, laß viel geschehen!

Behandlungsziel der Ortho-Bionomie

Als Behandlungsziel formulierte *Pauls* den Untertitel der Ortho-Bionomie: »The evolution of the original concept«, d.h. die Entfaltung des ursprünglichen Entwurfes (eines Menschen). Der Anspruch, Menschen dabei zu helfen, ihre ganze gemäß ihren Möglichkeien angelegte Individualität zu entfalten, ist ein ehrgeiziges Ziel. Aus eigener Erfahrung kann bestätigt werden, daß die Ortho-Bionomie eben zu dieser Selbstentwicklung beitragen kann.

Um diesem Ziel näherkommen zu können, muß eine Wahrnehmung der eigenen »Verwirrung« entwickelt werden. Wiederum handelt es sich nicht notwendigerweise um ein intellektuelles Begreifen. Es kann sich dabei um jede beliebige Art der Körperwahrnehmung handeln, solange sie nur als Information verstanden wird. Stillschweigend wird natürlich davon ausgegangen, daß Sie das nicht beweisbare, aber sehr wohl erfahrbare Konzept einer inneren Bewußtheit annehmen. Die Schwierigkeiten auf diesem Weg sind, obwohl die Ortho-Bionomie mit der Phase 4 (s. u.) hauptsächlich strukturell arbeitet, weniger physischer als psychischer Natur.

In diesem Zusammenhang meinte *Pauls:* »Ich sage nicht, daß es unmöglich ist, sich eines solchen ›Mißverstehens‹ bewußt zu werden. Aber nur wenige Menschen erreichen diese Bewußtheit. Sicherlich ist jedermann davon überzeugt, sich sehr dafür anzustrengen, diese Bewußtheit zu erreichen. Aber nur wenige von uns sind fähig, den Preis für diese Bewußtheit zu entrichten: bereit zu sein, alles zurückzulassen, was uns in den Gewohnheiten ›die wir zu brauchen glauben, gefangen hält.‹ ... Im übrigen kann selbst ohne diese Bewußtheit ein inneres Verstehen hergestellt werden, das bereits eine wichtige Verbesserung der physischen Situation herbeiführen kann«.
Da die Zielsetzung der Entfaltung des ursprünglichen Konzeptes nicht auf medizinische Zwecke beschränkt ist, wenden auch Tänzer, Sänger, Sportler die Ortho-Bionomie an, die letztlich in allen Lebensbereichen eingesetzt werden kann.

Die »Phasen« der Ortho-Bionomie

Phase 4

Im Rahmen dieser Einführung werden nur Techniken der Phase 4 dargestellt. Sie ist gekennzeichnet durch die Aktivität des Behandlers und die absolute oder relative Passivität des Patienten. Der überwiegende Teil der hier angewandten Techniken wird statisch und an der Struktur orientiert eingesetzt. Der Behandler führt meist eine Positionierung durch und hält diese für eine Weile. Der Behandelte bleibt dabei völlig passiv.
Bei den isometrischen und isotonischen, den aktiven und den Nachbehandlungstechniken wird ein genau definierter Bewegungsablauf vorgegeben, der einzuhalten ist. Hier ist die Arbeit noch weitgehend von osteopathischen Struktur- und Funktionsvortellungen geprägt.

Phase 5

Während der mit großer Aufmerksamkeit durchgeführten Positionierungstechniken konnte *Pauls* wiederholt beobachten, daß die Patienten mit zunehmender Behandlungshäufigkeit immer mehr dazu neigten, eigene Spontanbewegungen durchzuführen. Als er diesen Bewegungen nachgab und sie sogar unterstützte, konnte er feststellen, daß dadurch die funktionelle Integration deutlich verbessert wurde, die Behandlungszeiten sich verkürzten und die Therapieerfolge zunahmen. Das Ausmaß dieser Bewegungen kann minimal oder sehr weiträumig sein. Aktivität und Passivität wechseln vom Behandler zum Behandelten. Der Behandler dient nur noch der Unterstützung. Er gibt die Hilfen, die eine leichte, spontan entstandene Bewegung ermöglichen.
Die Phase 5 kann praktisch auf alle Phase-4-Techniken angewandt werden. Darüber hinaus gibt es spezielle Phase-5-Techniken z.B. an den Augen oder an den Ohren (als Somatotopie für die Wirbelsäule).
Wesentliche Beiträge zum Verständnis und zur Erweiterung des Phase-5-Konzeptes kamen von der amerikanischen Ortho-Bionomie-Lehrerin *Kain* (1988). Auf ihre Ergebnisse und die Bedeutung der Phase 5 bei den psychosomatischen Aspekten eines Beschwerdebildes kann hier leider nicht eingegangen werden. Ich verweise diesbezüglich auf das Lehrbuch der Ortho-Bionomie.
Für die Arbeit mit der Phase 5 ist es für uns als Behandler außerordentlich wichtig, daß wir uns so gut es nur geht freimachen von allen Vorstellungen, wie eine spontane Bewegung auszusehen hat. Insbesondere bei der HWS können Sie Spontanbewegungen erleben, die äußerst beunruhigend aussehen. »Gleich verdreht er sich den Hals – das wird niemals gutgehen!« werden Sie denken. Gerade dann ist es wichtig, daß Sie bei der Unterstützung bleiben und nicht aktiv die Bewegung abbrechen, um Ihren Patienten zu »retten«. Die Spontanbewegung wird ihm nie schaden, der von Ihnen induzierte Bewegungsabbruch kann dagegen erheblichen Schaden anrichten (s.u.: Anforderungen an den Therapeuten).

Phase 6

War die Struktur Thema der Phase 4 und die Bewegung Thema der Phase 5, so geht es bei der Phase 6 um die Energiearbeit mit der Aura. Energetische Konzepte der Therapie sind vor allem in der östlichen Medizin verbreitet: die Akupunkturmeridiane, die Nadis der indischen Ayurvedamedizin oder das Chi der traditionellen chinesischen Medizin. Durch seine Beschäftigung mit Judo war *Pauls* solchen Gedanken gegenüber sicherlich eher aufgeschlossen. Dennoch ist die Phase-6-Arbeit mit der Aura nicht aus der Spekulation, sondern aus der Erfahrung entstanden.

Während der Anwendung der Phase-5-Technik erlebte *Pauls* immer wieder, daß seine subjektive Wahrnehmung einer feinen Bewegung sich weiträumiger anfühlte und dabei gelegentlich auch in andere Richtungen ging als die tatsächliche Bewegung unter seinen Händen. Gab er, den Regeln der Ortho-Bionomie entsprechend, dieser inneren Bewegung nach und unterstützte er sie, so daß sie sich vollenden konnte, so war wiederum eine Verkürzung der Therapiedauer festzustellen. Außerdem gelang es jetzt, zusätzlich Beschwerdebilder zu behandeln, die vorher therapieresistent waren. Diese Effekte erklärte er mit der Wirkung der Ortho-Bionomie auf die Aura, die energetischen Anteile des Organismus.

War schon die Phase 5 nicht zu objektivieren, so gilt das in noch höherem Maße für die Phase 6. Die Ausbildung in diesen Phasen beinhaltet dementsprechend weniger die Vermittlung von Behandlungstechniken als vielmehr Übungen zur Schulung und Schärfung der eigenen subjektiven Wahrnehmung von Bewegung und Energie. Das größte Problem ist das Mißtrauen gegenüber der eigenen Wahrnehmung und die Autosuggestion. So einfach die Techniken der Phase 4 sind, so zunehmend schwieriger wird das Erlernen der fortgeschrittenen Phasen, die in der praktischen Anwendung von enormer Bedeutung sind.

Phase 7

Die Phase 7 stellt eine Weiterentwicklung der Phase 6 auf einem höheren Abstraktionsgrad dar.

Anforderungen an den Therapeuten

Die Qualität der Ortho-Bionomie ist in hohem Maße von der Fähigkeit der Behandler abhängig, sich ihrer subjektiven Wahrnehmungen in der Interaktion von Ortho-Bionomist und Patient bewußt zu werden und diese therapeutisch einzusetzen. Es genügt auf die Dauer nicht, die Techniken manuell zu beherrschen und sie mechanisch umzusetzen. Ein solcher Arbeitsansatz wäre allenfalls für die Phase 4 (s.u.) denkbar.

Richtiges Timing für Beginn und Ende der Therapie

Die Zusammenarbeit von Behandler und Patient ist in der Ortho-Bionomie sehr persönlich geprägt und intensiv. Die Annäherung an den Patienten erfordert innere Achtsamkeit. Er muß genügend Zeit haben, sich auf das Berührtwerden einzustellen. Eine zu rasche körperliche Kontaktaufnahme kann als unerwünschtes Eindringen in die Privatsphäre mit Schreck- oder Abwehrreaktionen beantwortet werden und beeinträchtigt die Behandlung. Diese Abwehrreaktion spielt sich wohlgemerkt meist auf einer unbewußten Ebene ab. Erinnern Sie sich an die Situation in einem leeren Bus, in dem Sie der einzige Fahrgast sind. Sicherlich fänden Sie es irritierend, wenn beim nächsten Halt ein einzelner Fahrgast den Bus besteigt und sich ohne ein Wort zu sagen rasch dicht neben Sie setzt. Es gibt kein Gesetz, das ihm das verbietet, dennoch sind Sie irritiert und angespannt. Im therapeutischen Bereich ist der Respekt voreinander noch wichtiger. Der Behandler darf erst beginnen, wenn er sozusagen die Erlaubnis dazu erhalten hat.

Das Timing ist nicht nur abhängig von der Geschwindigkeit, sondern auch vom Zeitpunkt der Kontaktaufnahme. Erfahrene Körpertherapeuten kennen eine Art langsamer Schwingung, nach deren Rhythmus zu einem bestimmten Zeitpunkt eine körperliche Kontaktaufnahme leicht- oder schwerfällt. Beruhigenderweise zeigt die Erfahrung, daß fast immer der richtige oder wenigstens ein leidlich guter Zeitpunkt ausgewählt wird. Auch hierzu sei ein Beispiel genannt: Sie können Walzer

tanzen und sind auf einem Ball, bei dem mit Abklatschen die Partner gewechselt werden. Manchmal sind Sie dabei sofort im Rhythmus mit dem neuen Partner, manchmal geht es etwas stolperig. Es würde Ihnen aber schwerfallen, beim nächsten Wechsel absichtlich mit einem völlig falschen und anderen Rhythmus gegen die Musik, z.B. mit einem Tango zu beginnen. Genauso ist es sehr schwer, bei der Therapie absichtlich ein falsches Timing einzusetzen.
Wie die Kontaktaufnahme sollte die Trennung vom Patienten nicht abrupt, sondern behutsam erfolgen. Bewährt hat es sich dabei, ihm mitzuteilen, wo mit der Behandlung begonnen wird und wann sie beendet ist. Je intensiver und länger die Behandlung war, um so achtsamer muß die Trennung erfolgen.

Richtige Berührungsqualität

Im Idealfall sollte der Körperkontakt je nach Patient unterschiedlich sanft, fest, zurückhaltend oder energisch sein. Viele Menschen mögen abhängig von ihrer eigenen Befindlichkeit an verschiedenen Körperzonen unterschiedlich feste oder zarte Berührungen. Schmerzhafte Griffe sollten auf jeden Fall vermieden werden. Fragen Sie nie: »Tut es weh?«, sondern besser: »Ist es so angenehm?« Die Frage nach dem eventuellen Schmerz wird häufig mit dem Satz beantwortet: »Nein, das halte ich schon aus.« Die Körperwahrnehmung der Patienten ist oft so schlecht entwickelt, daß sie nur schwer zwischen indifferent und unangenehm unterscheiden können. Neben der Grobheit werden auch das Zaudern und die Unsicherheit der Behandler als unangenehm empfunden. Sie übertragen sich auf den Patienten und verhindern die notwendige Entspannung.

Richtiger Ort

Für eine vollständige Ortho-Bionomie-Sitzung ist es im Prinzip gleichgültig, an welcher Körperregion die Behandlung begonnen wird. Am Nacken oder an den Füßen anzufangen hat sich fast immer bewährt. Ideal ist die Festlegung des Therapiebeginns mit der »exploration of movement patterns« (s.u.). Es hat keinen Sinn, bei einem Läsionsmuster zu bleiben, das auf eine Behandlung nicht anspricht, um ein Ergebnis zu »erzwingen«. Vielleicht handelt es sich um eine Sekundärstörung, wie sie oben besprochen wurde. Gehen Sie in solchen Fällen an eine andere, Ihnen vielleicht zunächst nicht so dringlich erscheinende Körperregion und setzen Sie die Behandlung dort fort.

Richtige Information

Obwohl die Phase 4 fast immer genutzt werden kann, ist gelegentlich ein Beginn mit Phase 5 oder 6 notwendig (s.u.). Achten Sie vor allem bei den höheren Ebenen darauf, nicht zuviele Impulse zu geben oder ihren Patienten zu einer Reaktion zu drängen. *Pauls'* Definition einer ortho-bionomischen Katastrophe lautet: »Wrong time, wrong place, unwanted information«, also die falsche Information am falschen Fleck zur falschen Zeit. Falls Ihnen eine solche ortho-bionomische Katastrophe gelingen sollte, können Sie erhebliche negative vegetative und psychische Reaktionen auslösen.

Innere Aufrichtigkeit

Besonders provozierend und erklärungsbedürftig ist der Anspruch der inneren Aufrichtigkeit, auch Authentizität, an den Behandler. Der Ausgangspunkt für diese Forderung ist wieder das Konzept von Krankheit als Verwirrung des Körpers. Ein Ortho-Bionomist, der mit professionell freundlichem Lächeln auf einen ihm unangenehmen Patienten zugeht, ist in der Gefahr, unbewußt Doppelbotschaften auszusenden. Dies tut er um so mehr, wenn er als Arzt, Krankengymnast oder Masseur durch berufsspezifische Tabus geprägt ist. Solche Tabus können lauten: »Du mußt alle Menschen gleich wertschätzen, du darfst keinen Patienten körperlich abstoßend finden, du darfst keinen Mann und keine Frau, die du behandelst, als sexuell anziehenden Menschen wahrnehmen.«
Konflikte zwischen der eigenen Gefühlswirklichkeit und dem beruflichen Anspruch müs-

sen zu inneren Spannungen führen, die unweigerlich vom Patienten wahrgenommen werden. Ihre Doppelbotschaft: »Ich finde dich widerlich, tue aber so, als ob ich dich leiden könnte« wird er mit: »Du kannst tun, was du willst, aber ich glaube dir kein Wort« beantworten. Diese Kommunikation findet selbstverständlich nonverbal und meist bei beiden Partnern noch unter der Bewußtseinsschwelle ab. Hier liegt ein perfektes Verwirrspiel vor, das den subtilen Prozeß der Reorganisation des Patienten erheblich stören kann, vielleicht sogar die krankmachende »Verwirrung« noch verstärkt.

Die Lösung des Problems kann natürlich nicht darin liegen, als Therapeut die ganze Palette möglicher Gefühle in Bezug auf die Patienten auszuleben. Als erstes müssen Sie sich eingestehen, wie es Ihnen in der jeweiligen Situation wirklich geht. Allein dieses Eingeständnis kann bereits zu einem erheblichen Spannungsabbau beitragen. Die Abwehr unerwünschter Gefühle bindet viel Energie. Mit der notwendigen inneren Klarheit wird es wesentlich einfacher, in angemessener Form für diese Problematik eine Lösung zu finden. Eine der Möglichkeiten ist der Therapievertrag, eine Vereinbarung, in der Behandler und Patient ihre Erwartungen und Möglichkeiten klar definieren. Dazu zählt z.B. eine Abmachung, nach einer oder zwei Behandlungen neu zu entscheiden, ob beide Teile wieder miteinander arbeiten wollen.

Diese Aufrichtigkeit und Klarheit haben oft weitreichende positive psychologische und physische Folgen, selbst wenn Konflikte und unangenehme Gefühle angesprochen werden. So haben Menschen immer wieder einmal den berechtigen Eindruck, daß niemand sie leiden kann. Die professionellen Helfer wehren dieses Gefühl zumeist ab, wenn es ihnen ebenso geht. Wird der Behandler in einem solchen Fall direkt vom Patienten angesprochen, ist es wichtig, daß mit der Antwort taktvoll seine Wahrnehmung bestätigt wird. Sie müssen nicht antworten: »Ja, ich kann Sie nicht ausstehen!« Diese Antwort wäre zudem unzulässig gekürzt hinsichtlich dessen, was die Situation zwischen beiden ausmacht.

Statt dessen könnten Sie etwa die Formulierung wählen:« Ich kann die Frage so nicht beantworten. Es stimmt, mir fällt es nicht leicht, mit Ihnen zu arbeiten. Das hat sowohl mit Ihnen wie mit mir zu tun und ist vielleicht ein wichtiger Hinweis für unsere Arbeit. ich schlage Ihnen vor, daß wir ein, zwei Behandlungen miteinander versuchen und dann gemeinsam entscheiden, wie wir weitermachen.«

Bereits mit dieser Antwort kann eine Entspannung in der schwierigen Beziehungssituation eintreten. Sie müssen sich nicht verstellen, und Ihr Klient fühlt sich und seine Wahrnehmung ernstgenommen. Im Idealfall entfallen auf beiden Seiten damit starke emotionale Schutzbarrieren, und beide können sich besser auf die therapeutische Situation einlassen. Im gegenteiligen Fall ist der Kontakt abzubrechen, was dann auch sinnvoll ist.

Abschließend sei betont, daß die oben angesprochenen, für alle therapeutischen Berufe zum Schutz der Patienten geltenden Tabus uneingeschränkt Gültigkeit haben. Die Patienten müssen sicher sein vor Mißbrauch aller Art, sei er emotional, sexuell oder materiell.

Techniken der Ortho-Bionomie

Die Ortho-Bionomie verwendet eine Vielzahl von Techniken, die auch in anderen Therapierichtungen bekannt sind, und modifiziert diese entsprechend ihrer eigenen Regeln.

1. Positionierungen sind Halte- und Lösungstechniken, die unspezifisch oder präzise für eine anatomische Struktur Anwendung finden.
2. Die »post-techniques«, die Nachbehandlungstechniken, dienen der allgemeinen Entspannung und besonders der Integration der Behandlungsergebnisse.
3. Die isometrischen und isotonischen Techniken werden entgegengesetzt zur üblichen Anwendung in der Krankengymnastik eingesetzt. Der Behandler arbeitet z.B. in die Richtung einer Kontraktur, während die behandelte Person dagegenspannt.
4. Die »exploration of movement patterns«, die Erkundung der Bewegungsmuster, dient

einer raschen Übersicht über den physischen Befund und leitet gleichzeitig die Behandlung ein.

5. Chapman-Punkte sind sog. neurolymphatische Reflexpunkte, eher wohl Somatotopien, die von dem amerikanischen Osteopathen *Chapman* entdeckt und erforscht wurden. Neben der Ortho-Bionomie verwenden noch die Osteopathie und die Kinesiologie diese Punkte zur Diagnostik und Therapie.
6. Die Kranialtherapie der Ortho-Bionomie ist eine weitgehend energetisch orientierte Technik. Die Schädelmechanik, wie sie in der klassischen Kraniosakraltherapie ausführlich gelehrt wird, spielt hier so gut wie keine Rolle.

Praxis der Ortho-Bionomie nach *Kathy Kain**

In diesem Kapitel finden Sie eine Anleitung zur Therapie der Wirbelsäule mit Techniken der Ortho-Bionomie (vorwiegend Phase-4-Techniken) und Möglichkeiten zur Nachbehandlung, um den Therapieerfolg zu stabilisieren. Manuelles Geschick oder besser noch manualtherapeutische Kenntnisse vorausgesetzt, können Sie versuchen, allein mit dieser Anleitung schon erste Behandlungen durchzuführen. Zur korrekten Anwendung der Ortho-Bionomie und um bessere Ergebnisse zu erzielen, ist die Teilnahme an den entsprechenden Kursen unverzichtbar. Um die Möglichkeiten der Ortho-Bionomie ganz ausschöpfen zu können, sind zusätzlich Erfahrungen mit den Phasen 5 und 6 sowie den anderen Techniken notwendig.

Zum besseren Verständnis des folgenden Kapitels müssen zwei in der angelsächsischen Literatur geläufige Begriffe erklärt werden: »lesion« und »release«. Das Wort »lesion« wird hier mit Läsion übertragen. Darunter wird jedweder pathologischer Befund verstanden, ob es sich um eine Verspannung, eine Gewebsverquellung oder eine Blockierung (eingeschränktes Gelenkspiel) usw. handelt. Den Begriff »release« übersetzen wir mit Lösung. Die Lösung bedeutet die Aufhebung der vorher festgestellten Läsion.

* Der amerikanische Text entstammt dem »Manual of Ortho-Bionomy« von *K. Kain* unter Mitarbeit von *J. Burns*. Übersetzung und Bearbeitung *H. Diepold* und *K. Weber*.

Halswirbelsäule

Anatomie

Die Halswirbelsäule besteht, von kranial nach kaudal gezählt, aus sieben Wirbeln. Funktionell werden gelegentlich noch der 1. und 2. Brustwirbel zum Nacken gezählt. Der 1. und 2. Halswirbel unterscheiden sich in ihrer Form wesentlich von allen anderen Wirbeln. Es sind die einzigen, zwischen denen sich keine Bandscheibe befindet *(Abb. 38* und *39)*.

Atlas

Der 1. Halswirbel, der Atlas, befindet sich direkt unter der Schädelbasis und besitzt sehr große Querfortsätze. Der Name Atlas erinnert an den mythologischen Riesen, der nach der antiken Vorstellung die Welt auf seinen Schultern und Armen trägt. Im Gegensatz zu allen anderen Wirbeln besitzt der Atlas keinen Wirbelkörper (Corpus vertebrae), sondern bildet einen Ring mit großem Foramen und zwei kräftigen Massae laterales, die kranial und kaudal sagittal liegende Gelenke tragen. Kranial liegt die ellipsoide, deutlich konkave und gelegentlich unvollständig zweigeteilte Gelenkgrube für den Gelenkhöcker des Hinterhauptbeins, die Fovea articularis superior. Dieses Gelenk erlaubt eine starke Vorwärts- und Rückwärtsneigung – die Nickbewegung, die zusätzlich von der geringen Ausprägung des Dornfortsatzes des Atlas gefördert wird. Die kaudal liegende Gelenkfläche zur Verbindung mit dem Processus articularis axis ist annähernd kreisrund und nur mäßig konvex. Zusammen mit einer kleinen, leicht konkaven Gelenkgrube an der Dorsalfläche des ventralen Bogens erlaubt sie die ausgeprägte Rotationsbewegung von Atlas gegenüber Axis.

Während die Querfortsätze des Atlas massiv ausgeprägt sind und zwischen Mastoidspitze

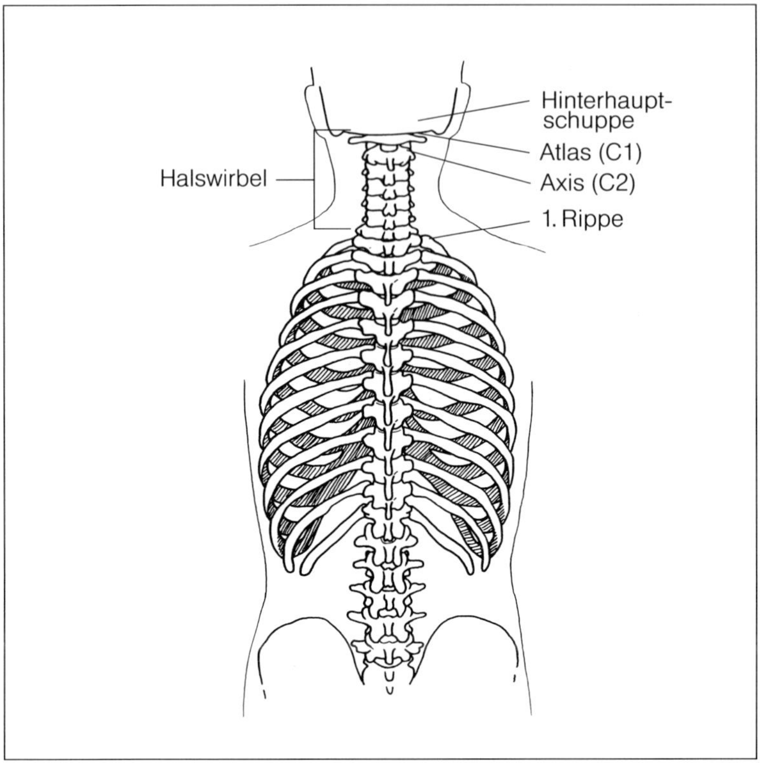

Abb. 38 Wirbelsäule von hinten

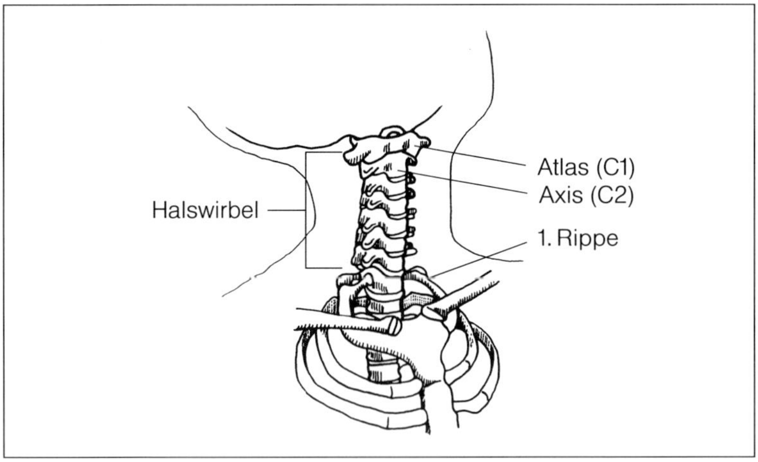

Abb. 39 Halswirbelsäule von vorne/seitlich

und Kieferwinkel ertastet werden können, ist der Dornfortsatz nur als kleiner Höcker ausgebildet und kann nicht palpiert werden. Als erster Dornfortsatz kann der des 2. Halswirbelkörpers, des Axis getastet werden.

Axis

Auf dem sonst typisch gebauten Körper des 2. Halswirbels sitzt kranial der kegelförmige Dens axis. Er ragt in das Foramen des Atlas und artikuliert dort an der Dorsalseite des ventralen Atlasbogens. Der Atlas gleitet um diese Achse auf dem Axis und verleiht so den ersten beiden Halswirbeln ein größeres Maß an Rotationsmöglichkeiten als den anderen fünf Halswirbeln.

Einfache Funktionsprüfung der HWS

Wenn Sie den am meisten kranial gelegenen Anteil des Nackens mit den Händen umfassen und dabei noch Ihre Schädelbasis mit einbeziehen, werden Sie feststellen, daß Sie den Kopf noch geringfügig drehen, ziemlich gut seitneigen, aber praktisch nicht mehr nach vorne beugen oder überstrecken können. Das liegt daran, daß die primären Bewegungsrichtungen der ersten zwei Halswirbel die Rotation und das Nicken und Überstrecken sind. Deswegen beinhalten die Lösungstechniken für diese Nackenpartie üblicherweise eine Kombination der beiden Bewegungen (Nikken und Kopfschütteln).

Die verbleibenden fünf Halswirbel besitzen zu einem gewissen Grad die Möglichkeit Flexion/Extension, Rotation und Seitneigung zwischen jeweils zwei Wirbeln. Wenn Sie mit den Händen die mittlere Partie des Nackens umfassen, werden Sie feststellen, daß Ihnen ein wenig Rotation und ein großes Ausmaß an Flexion/Extension erhalten bleiben, die Seitneigung aber weitgehend eingeschränkt ist. Das liegt daran, daß Sie die Seitneigung und Rotation, die primären Bewegungsmöglichkeiten der mittleren HWS, mit ihren Händen jetzt behindert haben. Die Lösungstechniken für die mittlere HWS-Region werden entsprechend der Regeln der Ortho-Bionomie eine Kombination dieser beiden Bewegungen mit beinhalten.

Der 6. und 7. Halswirbel haben dickere und längere Querfortsätze als die anderen Halswirbel. Die Querfortsätze sind seitlich deutlich prominent. Der lange Dornfortsatz des 7. Halswirbels wird bei zur Brust geneigtem Kopf als Vorwölbung an der Basis des Nackens sichtbar. Die Summation der Bewegungsmöglichkeiten aller Halswirbel verleiht dem Hals seine große Beweglichkeit. Gleichzeitig macht sie den Nakken besonders verletzungsanfällig, da er nicht die »eingebaute« Stabilität besitzt, wie sie die BWS durch die Rippen und die LWS durch die Größe der Wirbelkörper erhält.

Befunderhebung

Da der Nacken sehr anfällig ist für Belastung und Verletzung, ist es besonders wichtig, vor Arbeitsbeginn eine Anamnese zu erstellen. Arbeiten Sie nicht mit jemandes Nacken, wenn eine potentiell gefährliche Grunderkrankung vorliegt, die medizinisch noch nicht abgeklärt ist. Der Nacken ist darüber hinaus einer der Körperbereiche, der instinktiv oft sehr stark geschützt wird. Vergewissern Sie sich deshalb, daß Sie während der Behandlung den Kopf des Patienten sanft und sicher unterstützen, ohne ihn fest zu drücken und an den Haaren zu ziehen. Machen Sie langsame Bewegungen. Abrupte oder schnelle Bewegungen können ihn veranlassen, sich anzuspannen und den Nacken nicht loszulassen.

Generelle Befunderhebung und unspezifische Lösungstechniken

Wenn der Nacken beschwerdearm genug ist, daß er Bewegung zuläßt, können Sie damit beginnen, auf einfache Weise das Bewegungsausmaß zu testen und unspezifische Entspannungspositionen einzunehmen. Liegen verhältnismäßig geringe Beschwerden und Bewegungseinschränkungen vor, sind manchmal die unspezifischen Entspannungspositionen ausreichend, um Beschwerden zu beseitigen und flüssigere Bewegungen zu ermöglichen.

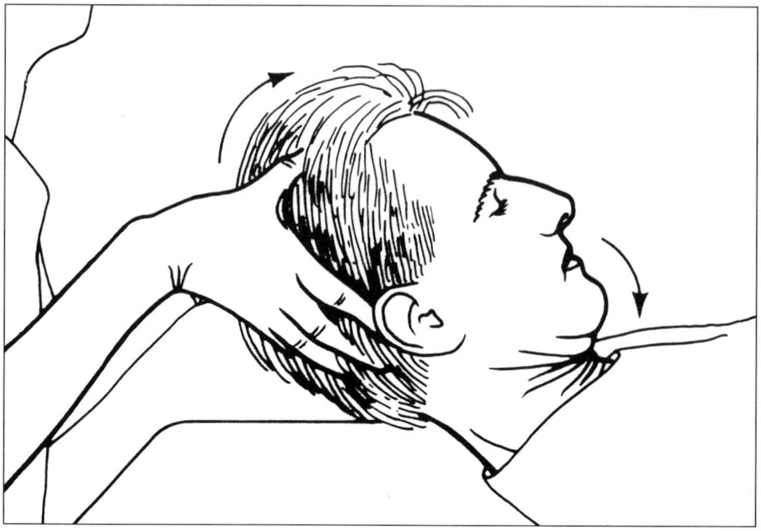

Abb. 40 Flexion (Beugung)

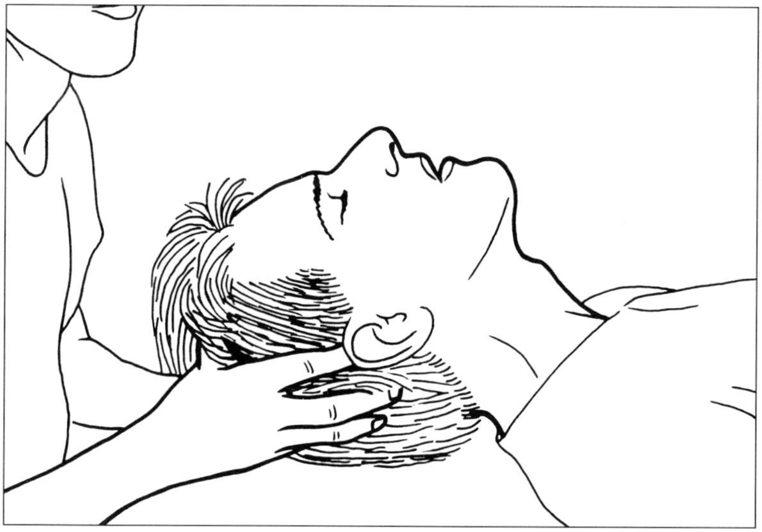

Abb. 41 Extension (Überstreckung)

Technik 1

Sanft und ohne Kraftanwendung drehen Sie den Kopf des Patienten nach rechts und links. Stellen Sie fest, ob nach der einen oder anderen Seite Unterschiede im Bewegungsausmaß und in der Leichtigkeit der Bewegung vorhanden sind. Bringen Sie seinen Kopf in die jeweilige Position, die für ihn die angenehmste ist. Üben Sie einen behutsamen Druck axial zur Wirbelsäule hin aus. Halten Sie die Position für 10–60 Sekunden. Bringen Sie dann den Kopf in die Neutralposition und überprüfen Sie erneut die Beweglichkeit.

Technik 2

Beugen Sie sanft den Kopf brustwärts *(Abb. 40)*. Bringen Sie dann den Kopf auf die Unterlage zurück und führen das Kinn Richtung Zimmerdecke, wobei die Rückseite des Nakkens einen Bogen bildet. Unterstützen Sie dabei den Nacken mit der flachen Hand *(Abb. 41)*. Stellen Sie fest, ob die Flexions- bzw. Reklinationsbewegung besser bzw. leichter geht. Dann versuchen Sie wieder die angenehmste Stellung für den Kopf des Patienten zu finden. Halten und Rückkehr zur Neutralposition wie oben. Anschließend wird die Beweglichkeit nochmals kontrolliert.

Technik 3

Der Kopf wird langsam in eine Seitneigung gebracht, indem Sie das Ohr des Patienten seiner Schulter annähern. Gewöhnlich wird es als angenehm empfunden, wenn Sie noch eine geringe Rotation in die Bewegung mit einfließen lassen. Stellen Sie wiederum fest, ob die Bewegung nach einer Seite besser geht. Finden Sie dann die angenehmste Stellung. Üben Sie eine sanfte Kompression in Richtung Wirbelsäule aus. Halten Sie die Position für 10–60 Sekunden. Kehren Sie zur Neutralposition zurück und überprüfen Sie die Bewegung.

HWS spezifische Befunderhebung

Treten während der allgemeinen Behandlung Beschwerden auf oder zeigen sich komplexere Verspannungsmuster, kann es nötig werden, daß Sie spezifische »Lösungstechniken« anwenden.
Für die Lösungstechniken wird der Nacken allgemein in drei Zonen unterteilt: die obere, mittlere und untere HWS. Die obere Partie besteht aus den Kopfgelenken und ersten beiden Halswirbeln (C1/C2), die mittlere Partie aus den nächsten drei (C3–C5), die untere Partie aus den letzten beiden (C6/C7) und manchmal aus den beiden oberen Thorakalwirbeln (Th1/Th2), die funktionell der HWS zugeordnet werden können. Diese Einteilungen variieren geringfügig von Person zu Person, werden hier jedoch als grobe Orientierungshilfe für die Auswahl der anzuwendenden Lösungstechniken dargestellt.
Generell wird man die mittlere Partie des Nackens zuerst lösen, dann die untere und schließlich die obere. Man geht in dieser Reihenfolge vor, weil mit den unteren Teilen etwas leichter gearbeitet werden kann. Dennoch kann es vorkommen, daß für Sie oder für Ihre Patienten eine andere Reihenfolge zweckmäßiger ist. Experimentieren Sie mit verschiedenen Kombinationen und gebrauchen Sie die, welche für Sie am geeignetsten erscheint (vgl. Anmerkungen am Schluß des Kapitels Halswirbelsäule mit zusätzlichen Informationen über die Auswahl von Positionen). Gewöhnlich braucht man nur die Partien des Nackens zu behandeln, die Beschwerden bereiten oder in der Bewegung eingeschränkt sind. Für jeden Bereich des Nackens gilt: Nehmen Sie feinfühlig Kontakt mit dem spezifischen Punkt oder den Punkten auf, die Sie bearbeiten wollen. Sie können einen einzelnen Finger benutzen (gewöhnlich ist der Mittelfinger der feinfühligste) oder zwei bis drei Finger, die einen leichten Kontakt im Gewebe nehmen, ohne unangenehmen Druck zu erzeugen. Erinnern Sie sich, es ist die Position, die die Lösung ermöglicht, nicht der Druck auf den Indikator-Punkt. Denken Sie daran, die Kontaktpunkte für den Nacken befinden sich an der Seite oder posterior, damit Sie nicht die Atmung bzw. die Blutzirkulation beeinträchtigen *(Abb. 42).*

Technik 1

Mit den Fingerkuppen, aber nicht mit dem Daumen, palpieren Sie behutsam den Nacken und suchen nach Zonen mit Druckempfindlichkeit oder Verspannungen. In die Palpation werden die seitlichen und hinteren Muskeln des Nackens mit einbezogen. Stellen Sie fest, ob in irgendeinem Bereich des Nackens Beschwerden vorliegen. Jede sensitive kontrahierte Zone oder Bewegungseinschränkung kann als Indikator-Punkt für eine Lösungstechnik ausgewählt werden. Andere Merkmale, denen man Aufmerksamkeit schenken sollte, sind: tastbare Knoten, Steifheit, strangartige Verhärtungen im Gewebe, Verquellungen oder ein herabgesetzter Muskeltonus.

Technik 2

Nehmen Sie an den Querfortsätzen jeder Seite Kontakt mit den Wirbeln auf. Schieben Sie die Wirbel sanft von der einen zur anderen Seite. Stellen Sie dabei fest, ob ihre Beweglichkeit eingeschränkt ist ober ob Beschwerden auftreten.

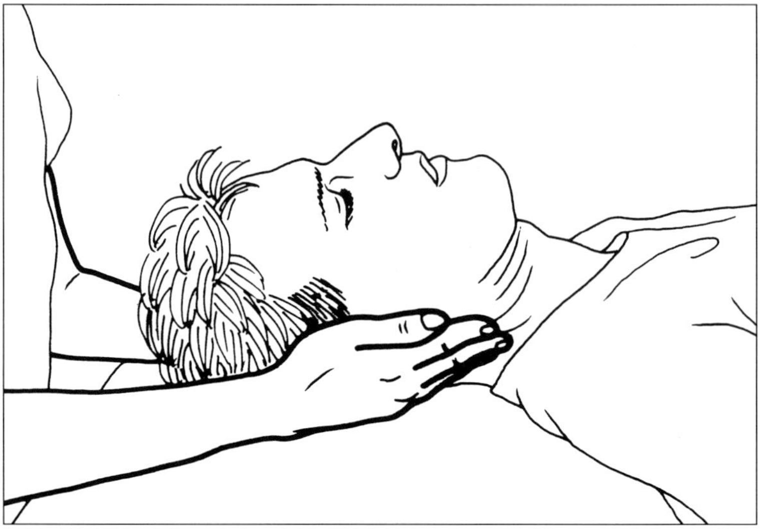

Abb. 42 Palpation der HWS

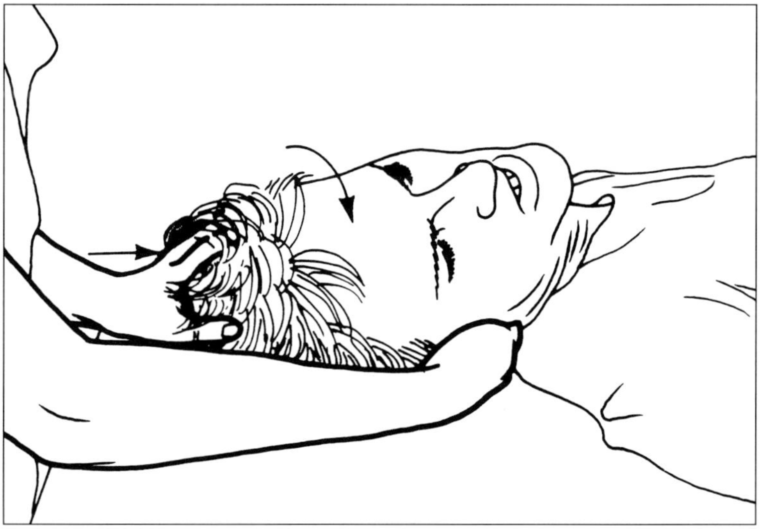

Abb. 43 Lösungstechnik für die mittlere HWS

HWS-spezifische Lösungstechniken

Mittlere HWS

Mit der einen Hand nehmen Sie einen weichen Kontakt mit dem Punkt oder der Zone der mittleren Nackenpartie auf, mit denen Sie arbeiten wollen. Während Sie den Kontakt mit dem Indikator-Punkt aufrechterhalten, führt die andere Hand Nacken und Kopf langsam mit einer Rotation und Seitneigung um den Indikator-Punkt, bis eine maximale Entspannung des Punktes gefunden wird und der Patient ein Maximum an Wohlbefinden verspürt *(Abb. 43)*. Üben Sie dann vom Scheitel aus eine leichte Kompression in Richtung Indikator-Punkt oder entlang der HWS aus. Vergewissern Sie sich, daß der Druck angenehm empfunden wird.

Die Position wird 10–60 Sekunden gehalten. Der Kopf wird dann in die Neutralposition zurückgebracht (Nase zeigt zur Zimmerdecke), während Sie gleichzeitig eine sehr sanfte Trak-

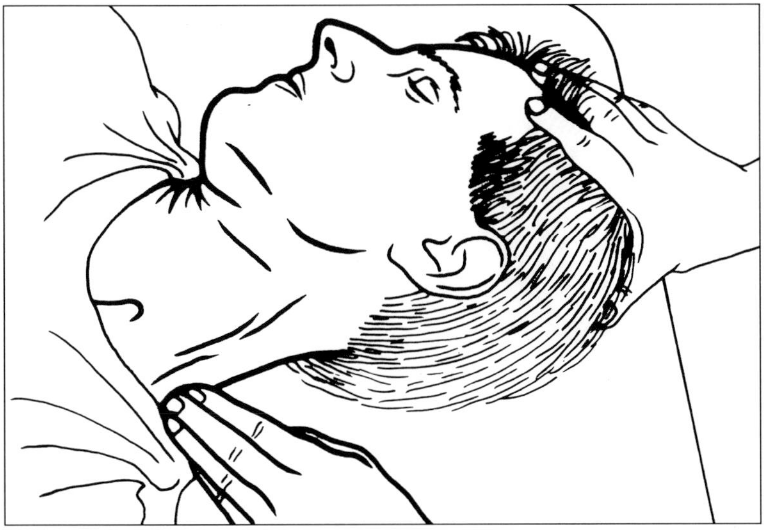

Abb. 44 Lösungstechnik für die untere HWS/Rotation und Seitneigung vom Punkt weg

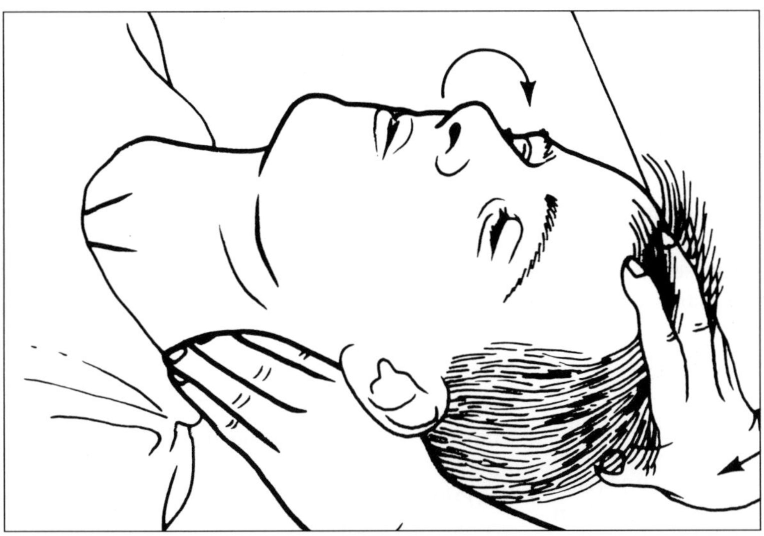

Abb. 45 Lösungstechnik für die untere HWS/Gleiten zum Punkt hin und Derotation.

tion ausüben, um die Kompression zu reduzieren. Diese Vorgehensweise kann für alle anderen Punkte der mittleren Partie angewandt werden.

Untere Nackenpartie

Wenn Sie den Kopf einfach seitneigen und rotieren, werden der größte Teil des dadurch gebildeten Bogens und die Wirkung dieser Position durch die mittlere Partie des Nackens absorbiert. Dies erschwert es, eine genaue Lösungsposition in der unteren Partie der Halswirbelsäule zu finden. Deshalb werden Sie eine speziell konstruierte Position für die untere Halswirbelsäule verwenden. Zweck dieser Position ist es, den Fokus bei der Lösungsposition in den unteren Teil der Halswirbelsäule zu verlagern. Vergewissern Sie sich, daß Ihr Kontakt zum Nacken hin gerichtet ist und nicht zur Schulter. Dann erspüren Sie weich den Punkt bzw. die Zone der unteren Halswirbelsäule, mit der Sie arbeiten wollen. Mit der anderen Hand drehen Sie den Kopf vom

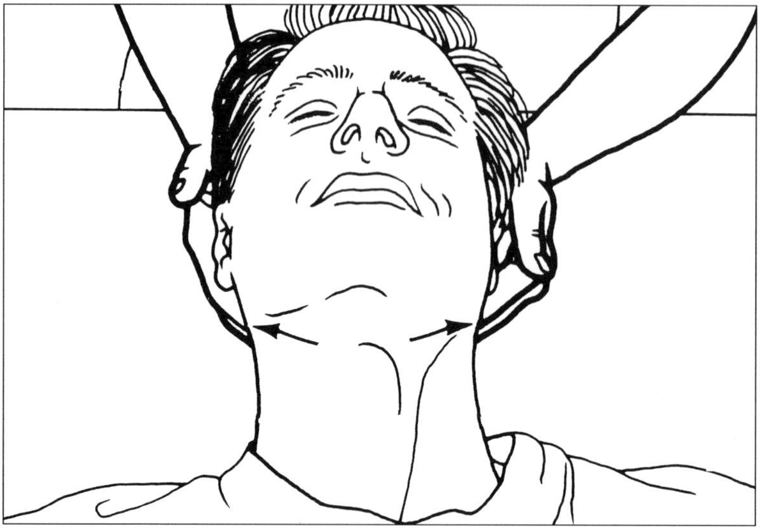

Abb. 46 Lösungstechnik für die obere HWS Translation

Punkt weg (d.h., wenn Sie mit einem Punkt auf der linken Seite arbeiten, drehen Sie den Kopf nach rechts). Erzwingen Sie die Bewegung nicht. Drehen Sie den Kopf mit einer Rollbewegung einfach zur anderen Seite. Dies ist die Ausgangsstellung *(Abb. 44)*.

Während Sie mit dem Indikator-Punkt Kontakt halten und eine leichte Kompression in Richtung Wirbelsäule geben, lassen Sie Kopf und Nacken weich und behutsam in einem Bogen um den Punkt gleiten (Sie können dabei den Kopf leicht derotieren). Halten Sie in der Position an, die größtmögliche Entspannung für den Punkt ergibt und am angenehmsten empfunden wird. Geben Sie leichten axialen Druck entlang der Linie des Nackens *(Abb. 45)*. Halten Sie die Position für 10–60 Sekunden. Dann wird der Kopf in Neutralstellung gebracht (die Nase zeigt zur Zimmerdecke), und man übt gleichzeitig einen minimalen Zug auf den Nacken aus, während man aus der Kompression herausgeht. Dann wird der Punkt wieder überprüft. Die Technik kann für alle anderen Zonen, die eine Entspannung benötigen, wiederholt werden.

Anmerkung

Der häufigste Fehler, den der Lernende bei dieser Lösungstechnik begeht, besteht darin, zu schnell und zu weit in die Position zu gleiten. Häufig findet sich die beste Lösungsposition zu Beginn der Bewegung. Gehen Sie langsam vor und beachten Sie, was mit dem Punkt vor sich geht. Gewöhnlich bewegt sich die Nase beim Zurückgleiten nicht über die Medianlinie hinaus. Wenn der Nacken bei dieser Technik zu sehr überstreckt wird, sind Sie über die Lösungsposition hinausgegangen. Bringen Sie dann den Kopf zurück in die Neutralposition und wiederholen Sie die Lösungstechnik.

Obere HWS

Wie bei der Lösungstechnik für die unteren Halswirbel benötigen Sie für die obere Partie ebenfalls eine vorbereitende Position, um die Wirkung auf den oberen Teil des Nackens erlangen zu können. Sie nehmen mit dem zu entspannenden Punkt sanft Kontakt auf. Während Sie mit beiden Händen den Kopf der Person führen, heben Sie ihn leicht an und machen eine translatorische Gleitbewegung mit dem ganzen Kopf vom Punkt weg (d.h., befindet sich der Punkt auf der rechten Seite, wird der Kopf nach links »verschoben«). Er sollte weder rotiert noch inkliniert werden. Das Gesicht bleibt auf einer Ebene mit der Vorderseite des Rumpfes, wie Sie es von den Kopfbewegungen balinesischer Tänzerinnen kennen. Sie werden den Kopf in dieser Translationsstellung halten müssen, da er die Tendenz

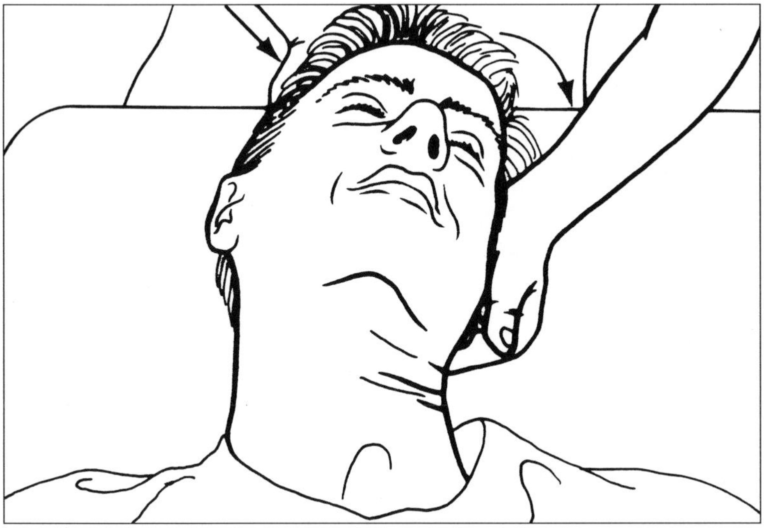

Abb. 47 Lösungstechnik für die obere HWS Seitneigung/Rotation

hat, in die Neutralposition zurückzugleiten *(Abb. 46).*
Wenn möglich behalten Sie Kontakt mit dem Indikator-Punkt, während Sie in die Lösungsposition gleiten. Aus der Lateraltranslation heraus induzieren Sie eine leichte Kurvenbewegung mit Rotation, Seitneigung und Extension des Nackens und Kopfes zum Punkt hin. Es kann sein, daß Sie zu Beginn die drei Bewegungen einzeln üben müssen. Später sollte es eine flüssige Bewegung sein *(Abb. 47).*
Geben Sie axialen Druck zur Wirbelsäule oder zum Punkt hin, halten Sie die Position für 10–60 Sekunden und bringen Sie den Kopf in die Neutralposition zurück. Danach überprüfen Sie den Punkt von neuem. Je nach Bedarf wird diese Technik für andere Punkte der oberen Nackenpartie angewandt.

Hinweise für eine Entspannung der HWS

Wenn keine anderen Störungen vorliegen:

- Der Nacken wird ein größeres Bewegungsausmaß aufweisen und sich leichter bewegen lassen.
- Er wird sich angenehmer anfühlen und die Spannung im Bindegewebe (Indikator-Punkt) wird verringert sein.
- In den einzelnen Wirbelsegmenten findet man gesteigertes Wohlbefinden und ein Nachlassen der Bewegungseinschränkung.

Anmerkungen

1. In jeder Zone des Nackens, unabhängig von der Ausgangsposition, ist die Endbewegung in die Lösungsposition dieselbe: eine Kurve um den betroffenen Punkt.
2. Um mehr dorsal im Nacken gelegene Punkte zu erreichen, kann bei der Lösungsposition eine verstärkte Reklination des Nackens nötig sein. Wenn nötig unterstützen Sie den Nacken von unten, um den Kopf in Reklination zu bringen *(Abb. 48).* Für Punkte, die mehr anterior gelegen sind, brauchen Sie mehr Beugung (Flexion). Erinnern Sie sich an das Grundprinzip, eine Kurve um den Punkt herum zu schaffen. Man kann auf der ventralen Seite des Nackens arbeiten, sollte aber gewahr sein, daß die meisten Menschen unruhig werden, wenn in einer solch verletzbaren Region gearbeitet wird. Halten Sie Ihren Kontakt leicht und holen Sie sich Rückmeldung beim Patienten, ob er Ihre Berührung angenehm findet.
3. Für alle Entspannungspositionen gilt: Wenn Sie über den Punkt der maximalen Entspannung des Indikator-Punktes hinausgehen und die Spannung wieder zunimmt, sind Sie

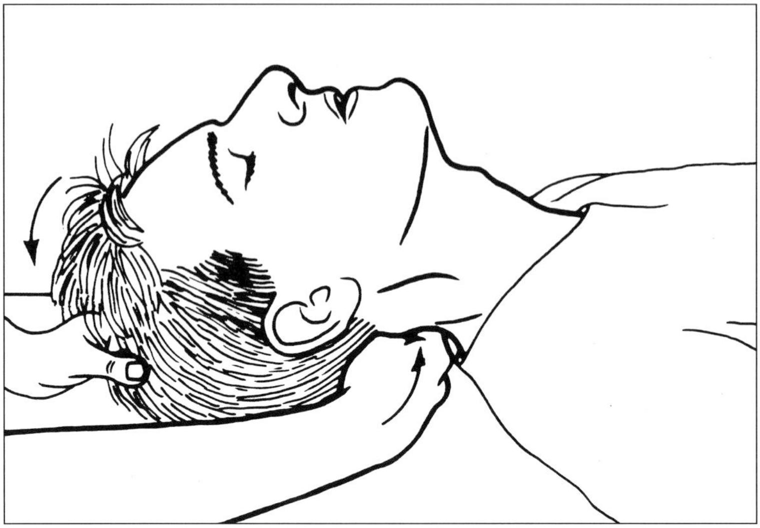

Abb. 48 Reklination des Kopfes/ Überstreckung der HWS

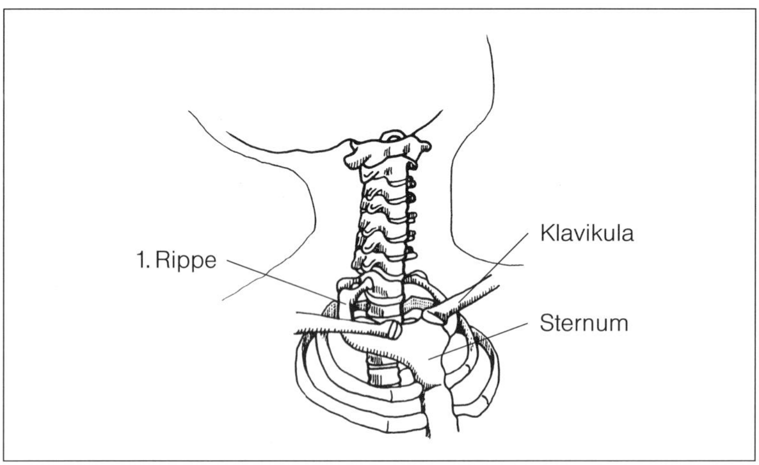

Abb. 49 Anatomie: HWS und 1. Rippe

wahrscheinlich zu weit über die optimale Position hinausgegangen. Gehen Sie zurück zur Neutralstellung und wiederholen Sie das Manöver.

4. Bei allen Lösungstechniken gilt für die Stärke der Kompression: sie soll angenehm sein. Fragen Sie, ob mehr oder weniger Kompression erwünscht ist.

Erste Rippe

Anatomie

Die 1. und 2. Rippe haben einen besonderen Einfluß auf die Schulter und den Nacken aufgrund der muskulären Verbindungen und der Blut- und Nervenversorgung. Die 1. Rippe verbindet den 1. Brustwirbel mit dem Manubrium sterni, wobei sie vorne unter dem Schlüsselbein hindurchläuft *(Abb. 49)*. Die Mm. scalenus anterior und medius, die an den Querfortsätzen der Halswirbel entspringen, setzen direkt an ihr an. Der Scalenus posterior setzt an der 2. Rippe an. Insbesondere über diese Muskeln wird Spannung im Nacken auf diese Rippen übertragen und führt zu einer Imbalance. Die Lage des Schlüsselbeines in Relation zur 1. Rippe macht es empfänglich für Störungen, die durch eine Irritation der 1.

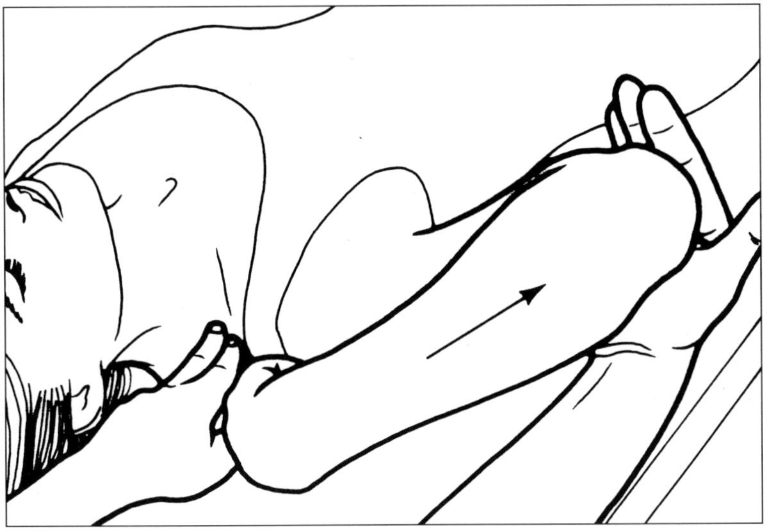

Abb. 50 Isometrische Lösungstechnik für die erste Rippe/Palpation der Rippe und isometrischer Widerstand am Ellbogen

Rippe ausgelöst werden. Das Schlüsselbein seinerseits beeinträchtigt dann die Schulter. Die Mm. sternocleidomastoidei setzen am Schlüsselbein an und verbinden so wiederum die Funktion des Nackens mit dem Schultergürtel und dem oberen Brustkorb.

Prüfung

Während der Patient, die Arme neben sich, auf dem Rücken liegt, suchen Sie oben an der Schulter in dem »V«, das von Klavikula und Skapula gebildet wird, die Muskeln auf. Mit den Fingerspitzen palpieren Sie sanft die Muskeln und suchen nach Verspannungen und druckempfindlichen Stellen. Wenn die Muskeln so sehr verspannt sind, daß die darunterliegende Rippe nicht mehr tastbar ist, können Sie das als Hinweis werten, daß diese Rippe behandelt werden müßte. Wenn die Muskeln weich genug sind, daß die darunterliegende 1. Rippe zu tasten ist, nehmen Sie sanft Kontakt mit der Rippe selbst auf. Es sollte möglich sein, die Rippe leicht federn zu lassen, ohne dem Patienten Schmerzen zuzufügen. Eine rigide Rippe oder eine Druckempfindlichkeit sind ebenfalls Hinweise für die Behandlungsbedürftigkeit der Rippe.

Lösungstechnik (isometrisch)

Der Patient liegt mit angewinkeltem Ellbogen der betroffenen Seite auf dem Rücken und hebt den Arm, so daß der Ellbogen zur Decke zeigt. Mit einer Hand nimmt der Behandler Kontakt mit der Rippe oder der darüberliegenden Muskulatur auf, mit der anderen Hand umfaßt er den Ellbogen. Mit dieser Hand übt er einen isometrischen Widerstand gegen die Bewegung des Ellbogens aus.
Fordern Sie den Patienten auf, eine kleine Bewegung zu beginnen, als ob er seinen Ellbogen zurück zur Liege bringen würde, so daß er direkt neben seinem Rumpf zu liegen käme. Gleichzeitig bieten Sie gegen diese versuchte Bewegung einen vorsichtigen, aber festen Widerstand. Dadurch steht der Arm im wesentlichen still *(Abb. 50)*.

Achtung: Dies ist kein Kräftemessen. Der häufigste Fehler bei der isometrischen Lösungstechnik ist ein übermäßiger Muskeleinsatz, der das Schwergewicht der Bewegung in den Arm verlagert statt in die Schulter. Der Patient sollte nur so viel Bewegung versuchen, wie es nötig ist, um eine Beteiligung der Schultermuskulatur zu erreichen. Sie brauchen nur so viel Widerstand zu bieten, daß Sie den Arm an der Bewegung hindern.

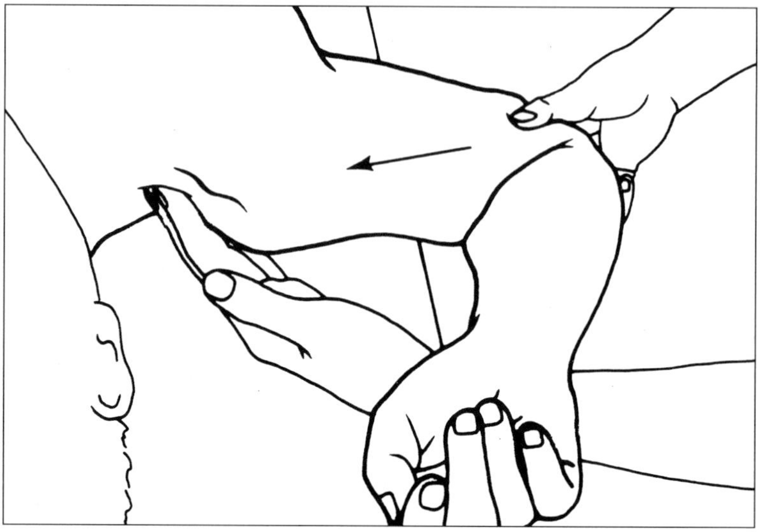

Abb. 51 Isometrische Lösungstechnik für die erste Rippe/Seitführung des Armes und Kompression in die Schulterpfanne

Halten Sie die isometrische Anspannung für etwa 10 Sekunden. Fordern Sie dann auf, langsam loszulassen, und folgen Sie dabei der angestrebten Bewegung, indem Sie den Arm sanft in Richtung Liege bringen. Ohne anzuhalten führen Sie den Arm nach seitlich außen und üben dabei gleichzeitig in Längsrichtung des Oberarmes eine Kompression Richtung Schulter aus *(Abb. 51)*. Prüfen Sie nochmals die 1. Rippe. Falls diese isometrische Übung die 1. Rippe nicht löst, versuchen Sie eine der Varianten weiter unten oder die folgende Positionierungstechnik.

Abwandlungen der isometrischen Lösungstechnik

1. Versuchen Sie die isometrische Bewegung aus verschiedenen Winkeln (z.B. mit dem Arm am Körper angelegt, indem der Ellbogen direkt zur Seite oder aus der Schulter kopfwärts gedrückt wird).

2. Nutzen Sie einen isotonischen statt des isometrischen Widerstandes. Die Bewegung ist ähnlich der isometrischen Technik. Während die Person versucht, den Ellbogen zur Liege zu bringen, erlauben Sie, anstatt der Bewegung vollständig Widerstand zu leisten, eine langsame Bewegung Richtung Liege, wobei Sie allerdings einen kontinuierlichen geringen Widerstand leisten.

3. Sie stehen an der Seite der Liege neben dem auf dem Rücken liegenden Patienten. Gleiten Sie mit Ihrem Arm, die Handfläche nach unten, unter der Achsel des Patienten hindurch und halten Sie sich an der Oberkante der Liege fest. Die Rückseite Ihres Unterarmes liegt unter dessen Schulter. Seine Achsel ruht in Ihrer Ellbeuge. Fordern Sie ihn auf, sich so zu bewegen, als wolle er zu seinem Fuß greifen. Bieten Sie dieser Bewegung einen sanften Widerstand und halten Sie die Position für 10 Sekunden. Lassen Sie dann langsam entspannen, während Sie die versuchte Bewegung zurückgehen.

Lösung durch Positionierung

Der Patient liegt in Rücken- oder Seitenlage. Ziehen Sie seine Schulter in Richtung Ohr hoch und üben Sie über die Schulteraußenkante eine Kompression in die Schulter und den oberen Thorax aus *(Abb. 52* und *53)*. Kontrollieren Sie die Muskeln im oberen Schulterbereich und wählen Sie die Position, die diese Muskeln am meisten entspannt und löst. Halten Sie die Position für 10–60 Sekunden und überprüfen Sie dann die 1. Rippe.

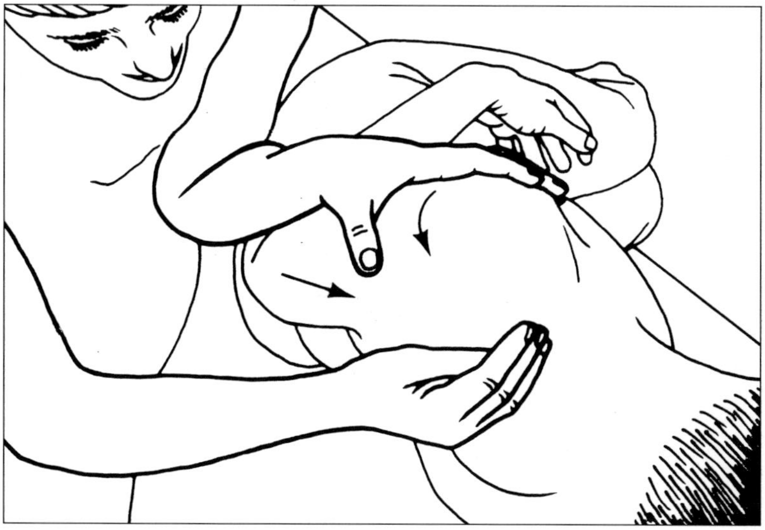

Abb. 52 Lösung der 1. Rippe durch Kompression in Seitlage mit angelegtem Arm.

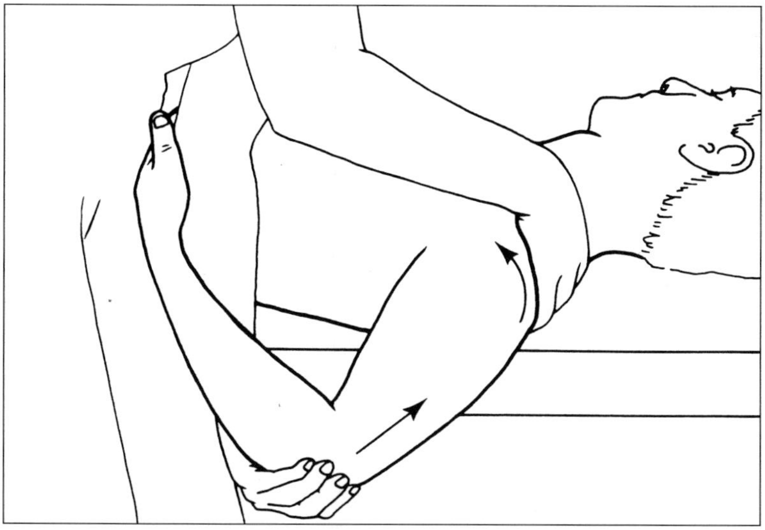

Abb. 53 Lösung der 1. Rippe in Rückenlage durch Abduktion des Armes mit Kompression in das Schultergelenk (evtl. zusätzl. Rotation der Schulter nach vorne).

Falls Sie mit dieser Position keine Lösung der 1. Rippe erreichen, sollten Sie Abwandlungen dieser Position versuchen, z.B. mit abgespreiztem Arm oder nach vorne gerollter Schulter, bis Sie eine Position finden, mit der Sie den gewünschten Erfolg erreichen.

Lösungshinweise

Wenn keine anderen Störungen auftreten:

- Die Muskulatur im oberen Schulterbereich ist entspannter und fühlt sich für den Patienten angenehmer an.
- Die 1. Rippe federt leichter, die Palpation ist nicht mehr schmerzhaft.

Hinweis

Das Wort »isometrisch« bedeutet dieselbe *(isos)* Länge oder Maß *(metros)*. Eine isometrische Übung wird in *Taber:* Enzyklopädisches Medizinisches Wörterbuch folgendermaßen definiert: »Kontraktion eines Muskels, die nicht von der Bewegung in einem Gelenk begleitet ist, die normalerweise durch die Mus-

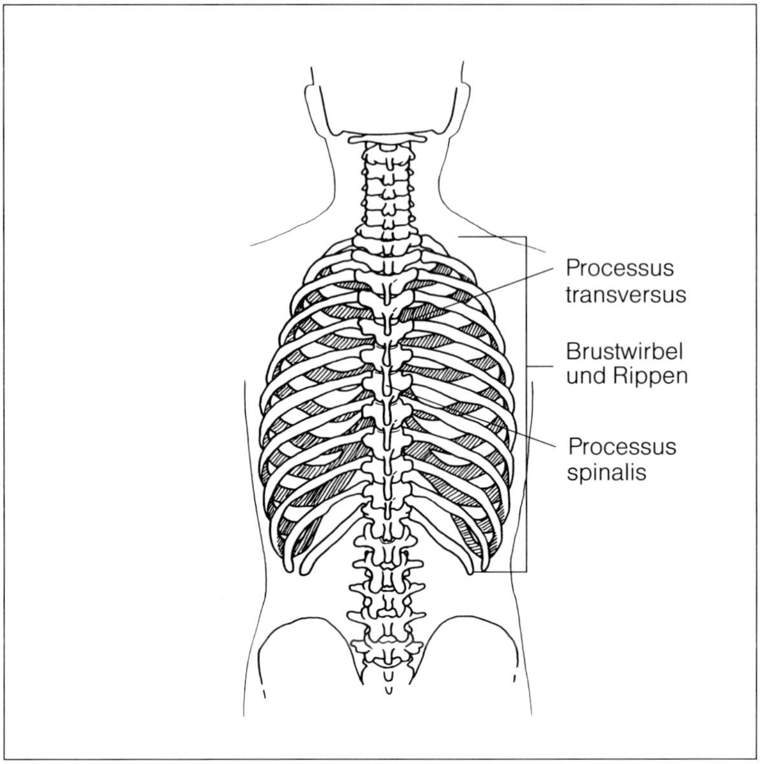

Abb. 54 Anatomie der Brustwirbelsäule

kelkontraktion ausgelöst würde. Bei dieser Übung ändert sich die Länge des Muskels nicht«.
Der Begriff »isotonisch« bedeutet dieselbe *(isos)* Spannung *(tonus)*. *Taber* definiert die isotonische Übung als: »... aufrechterhalten der gleichen Spannung, während sich der Muskel verkürzt ... Kontraktion eines Muskels, wobei der Bewegungswiderstand während der gesamten Bewegung konstant bleibt«.

Brustwirbelsäule

Anatomie

Die Brustwirbelsäule *(Abb. 54)* besteht aus 12 Wirbeln, an denen die Rippen ansetzen. Was manche als ihr »Kreuz« bezeichnen, sind in Wirklichkeit die Dornfortsätze der Brustwirbel. Die Gelenke der Brustwirbel erlauben alle Bewegungsmöglichkeiten: Rotation, Flexion, Extension und Seitneigung. Die Bewegung innerhalb jedes einzelnen Gelenkes ist gering, das Zusammenspiel aller Gelenke der 12 Wirbel bei der Bewegung geben der Brustwirbelsäule jedoch ein großes Maß an Flexibilität. Die größte Beweglichkeit, verglichen mit der Lendenwirbelsäule, die ihr größtes Bewegungsausmaß in der Flexion und Extension erreicht, besitzt die Brustwirbelsäule bei der Rotation.
Der Übergang von der Brust- zur Lendenwirbelsäule vollzieht sich am 12. Brustwirbel. Dessen superiorer Teil hat die Gelenkfacetten eines Bustwirbels, die inferioren Gelenkfacetten weisen die Merkmale der Lendenwirbel auf. Dieser abrupte Wechsel von den weniger beweglichen Gelenken der Thorakalwirbel hin zu den mobileren Gelenken der Lendenwirbelsäule machen den 12. Brustwirbel anfällig für Zug- und Torsionsbelastungen. Bei Wirbelfrakturen sind am häufigsten der 11. und 12. Brustwirbel betroffen. Der 12. Brustwirbel ist zugleich der höchste Ursprung des M. ilio-

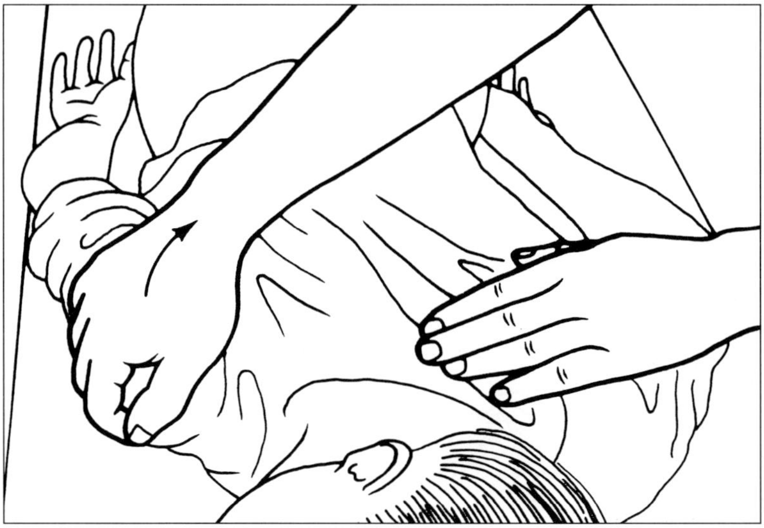

Abb. 55 Lösungstechnik für die obere BWS – Anheben der gegenüberliegenden Schulter und Kompression zum Punkt.

psoas, was zu der Neigung des Muskels, sich chronisch zu verspannen, beitragen mag.

Befunderhebung

Patient in Bauchlage

1. Suchen Sie nach druckempfindlichen Stellen bzw. verspannten Muskelsträngen beidseits längs der Brustwirbelsäule. Dabei palpiert man ca. 1 cm neben den Dornfortsätzen und im langen Rückenstreckermuskel.
2. Prüfen Sie die Beweglichkeit eines jeden Brustwirbels, indem Sie das Becken rollen bzw. wiegen und optisch vergleichen, ob die vom Becken ausgehende Bewegung sich über die ganze Länge der Wirbelsäule überträgt und durchgängig ist. Legen Sie dann den Daumen oder einen anderen Finger seitlich an zwei benachbarte Dornfortsätze, so daß die Fingerkuppe den Zwischenraum zwischen den Dornfortsätzen ertastet. Die Wiegebewegung vom Becken aus wird fortgeführt und Sie prüfen, ob Bewegung zwischen den beiden Wirbeln stattfindet. Man wandert so die ganze BWS hinauf.
   Jeder Stelle, die empfindlich, verquollen oder in ihrer Bewegung eingeschränkt erscheint, kann als Indikator-Punkt für eine spätere Lösungsposition genommen werden.

Lösungstechniken

Alle folgenden Positionen werden in Bauchlage ausgeführt. Um eine unangenehme Überbeanspruchung des Nackens des Patienten zu vermeiden, sollte dieser, wenn möglich, den Kopf zu der Körperseite drehen, welche angehoben wird. In der Regel blicken Patient und Behandler in die gleiche Richtung.

Obere BWS

Der Behandler steht auf derselben Seite, auf der sich auch der Indikator-Punkt befindet. Er umfaßt die gegenüberliegende Schulter des Patienten am Oberarmkopf. Achten Sie darauf, sich nicht mit den Fingerspitzen »festzukrallen«, sondern die Schultern flächig mit der Hand zu halten. Sie heben die Schulter weich an und führen sie zum Punkt hin, bis Sie spüren, daß dieser sich entspannt und weich wird. Daraufhin erfolgt die Feineinstellung des Punktes, bis eine maximale Entspannung eintritt. Jetzt übt der Therapeut einen behutsamen Druck von der angehobenen Schulter her zum Punkt hin aus und hält die Stellung für 10–60 Sekunden. Anschließend kehren Sie zur Ausgangslage zurück und überprüfen nochmals den Punkt *(Abb. 55)*.

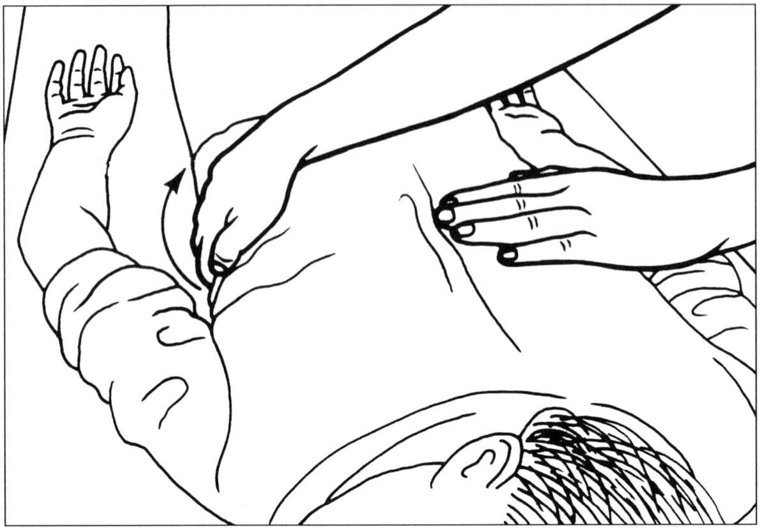

Abb. 56 Lösungstechnik für die mittlere BWS – Anheben der gegenüberliegenden Thoraxhälfte und Kompression zum Punkt.

Anmerkung

Es kann sein, daß man die Schulter mit unterschiedlichen Griffpositionen fassen muß. Hält man die Schulter von oben außen und ist dies unangenehm, so kann man unter dem Arm hindurchgreifen und die Schulter von unten her umfassen. Wenn es dem Patienten zusagt, kann man seinen gebeugten Arm oberhalb des Ellbogens umfassen und den Oberarm als Hebel für das Anheben der Schulter benutzen. Diese Stellung hat sich am besten für den Behandler erwiesen. Manchmal jedoch wird ein starker Zug auf die Schulter vom Patienten als unangenehm empfunden. Für sehr hoch gelegene Punkte (Th1–3) kann man, um effektiv zu sein, die Schulter des Patienten etwas Richtung Ohr schieben, während man sie anhebt.

Mittlere BWS

Der Therapeut steht auf der Seite des zu behandelnden Indikator-Punktes. Er faßt über den Rücken des Patienten und sucht einen weichen Halt auf der gegenüberliegenden Seite an den Rippen. Sollte es unangenehm sein, direkt an den Rippen gehalten zu werden, kann man wahlweise seinen Unterarm flach an den Thorax legen und mit breitem, flächigem Kontakt den Thorax anheben. Er wird behutsam angehoben und in Richtung des Indikator-Punktes gezogen, bis man eine bequeme Stellung findet, in der sich der Punkt entspannt. Mit der anhebenden Hand übt man einen weichen Druck in Richtung Punkt hin aus und hält die Position für 10–60 Sekunden. Danach löst man die Stellung langsam auf und läßt den Brustkorb in die Ausgangsposition gleiten. Der Punkt wird erneut überprüft *(Abb. 56).*

Anmerkung

Wegen des Rippenverlaufes wird die Hand, die den Punkt kontaktiert, etwas kranialer liegen als die Hand, mit der der Thorax angehoben wird.

Untere BWS

Der Therapeut steht auf der Seite des zu behandelnden Punktes. Er faßt die gegenüberliegende Darmbeinschaufel in Höhe des vorderen oberen Darmbeinstachels, vergewissert sich, daß sein Griff sicher und angenehm für den Patienten ist, und hebt die gegenüberliegende Hüfte an, bis er die gewünschte Entspannungsposition findet, die den Punkt entspannt. Jetzt erfolgt die Feineinstellung der Position. Die Hüfte wird weich in Richtung Punkt gedrückt und für 10–60 Sekunden gehal-

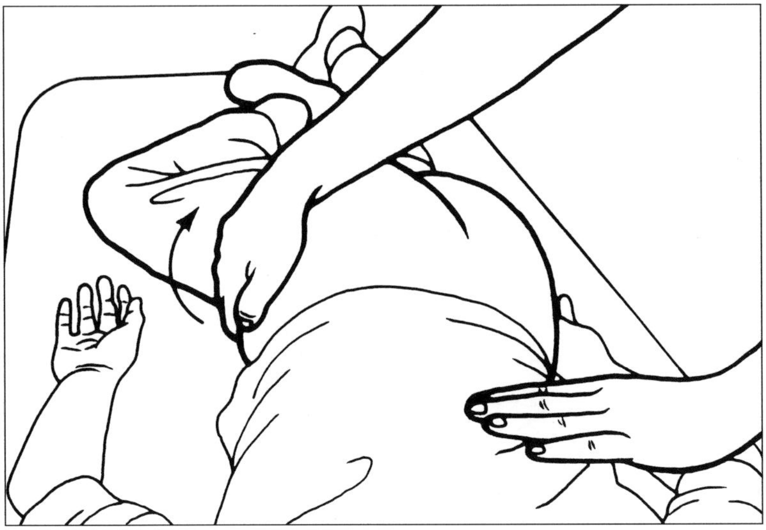

Abb. 57 Lösungstechnik für die untere BWS und den thorakolumbalen Übergang – Anheben der gegenüberliegenden Darmbeinschaufel und Kompression zum Punkt.

ten. Kehren Sie zur Neutralposition zurück und überprüfen Sie nochmals den Punkt *(Abb. 57)*.

Anmerkung

Wenn es für Sie oder den Patienten angenehmer ist, können Sie ihn bitten, das Bein der Seite, die angehoben wird, leicht anzuwinkeln (»Froschstellung«). Beachten Sie, daß mit dem Anwinkeln des Knies das Becken bereits leicht gehoben wird.

Zeichen für die Lösung im BWS-Bereich

Typische Lösungszeichen kündigen sich wie folgt an:

- Die Punkte längs der Wirbelsäule werden weniger empfindlich, und die muskuläre Spannung längs der Wirbelsäule wird reduziert.
- Die Brustwirbelsäule wird beweglicher.

Anmerkungen

Nach jeder Entspannungsposition kann der Behandler ein behutsames Wiegen (»Rokking«) der ganzen Brustwirbelsäule vollziehen, um die erzielten Veränderungen zu integrieren. Sollten Sie feststellen, daß sich ein Brustwirbel mit den oben beschriebenen Techniken nicht löst, kann man versuchen, durch Anheben der auf der Seite des Punktes liegenden Schulter ein Ergebnis zu erzielen. Sollte sich hier ebenfalls kein Erfolg einstellen, können Sie die zum Wirbel gehörige Rippe überprüfen. Sie kann die Lösung des Wirbels verhindern.
Wichtig: Während der Behandler die für den Patienten angenehmste Stellung findet, sollte er für sich selbst ebenfalls eine bequeme Haltung einnehmen. Er hebt ein beträchtliches Gewicht, wenn er diese Techniken ausführt, so daß es wichtig ist, während der Behandlung auf den eigenen Rücken zu achten. Falls notwendig, kann der Therapeut Decken bzw. Kissen einsetzen, um Lösungspositionen zu unterstützen.

Lendenwirbelsäule

Anatomie

Die Lendenwirbelsäule *(Abb. 58)* besteht aus fünf Wirbeln. Die Gewichtsbelastung wächst von Wirbel zu Wirbel. Die Wirbelkörper nehmen von der Hals- bis zur Lendenwirbelsäule an Größe zu. Entsprechend vergrößern sich auch die Bandscheiben.
Weil die Bewegungsausmaße zwischen einzelnen Wirbeln dort am größten sind, wo die Bandscheiben am dicksten und die Oberflä-

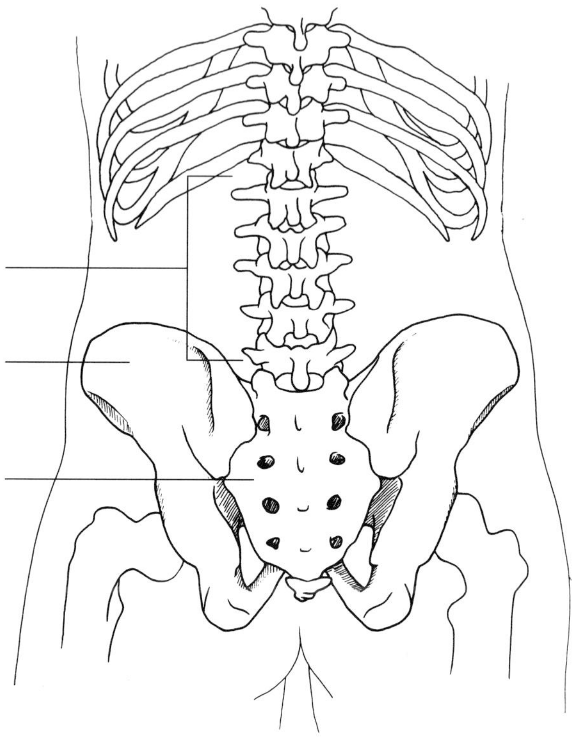

Abb. 58 Anatomie der LWS

chen der Gelenkfacetten am größten sind, ist die Region der Lendenwirbelsäule einer beachtlichen Belastung ausgesetzt. Von ihrer Struktur her erlaubt die Lendenwirbelsäule eine volle Flexions- und Extensionsbewegung und etwas Seitneigung. Wäre außerdem eine ausgeprägte Rotation möglich, würden die Bandscheiben starken Torsionskräften ausgesetzt sein. Deshalb haben die Facettengelenke eine Anordnung, die die Rotation stark einschränkt. Obwohl ein zusätzlicher Schutz durch Einschränkung der Rotationsmöglichkeit besteht, sind die Bandscheiben der Lendenregion dennoch am meisten verletzungsgefährdet.

Befunderhebung

Gewöhnlich bestehen keine akuten Beschwerden an der Lendenwirbelsäule, selbst wenn eine Dysbalance vorliegt. Darüber hinaus ist dieser Bereich sehr stark muskulär entwickelt, was es manchmal schwer macht, den Zustand der Wirbelsäule durch direkte Palpation festzustellen. Aus diesem Grund benutzt man Trigger-(Indikator-)Punkte, um über den Zustand der Lendenwirbel Aufschluß zu erlangen. Der Behandler sucht nach Hypersensitivität, Verquellung, Verspannung oder Druckempfindlichkeit an den angegebenen Triggerpunkten *(Abb. 59, 60, 61).*

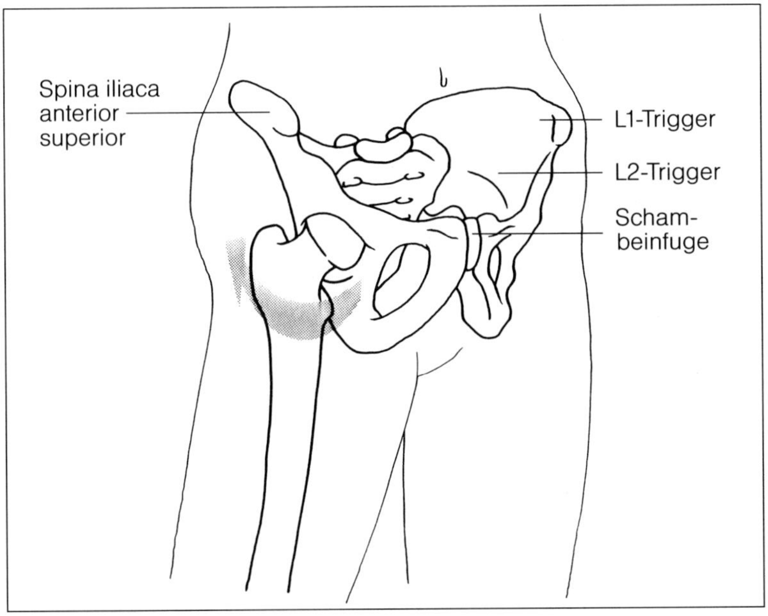

Abb. 59 Lokalisation der Triggerpunkte für L1 und L2

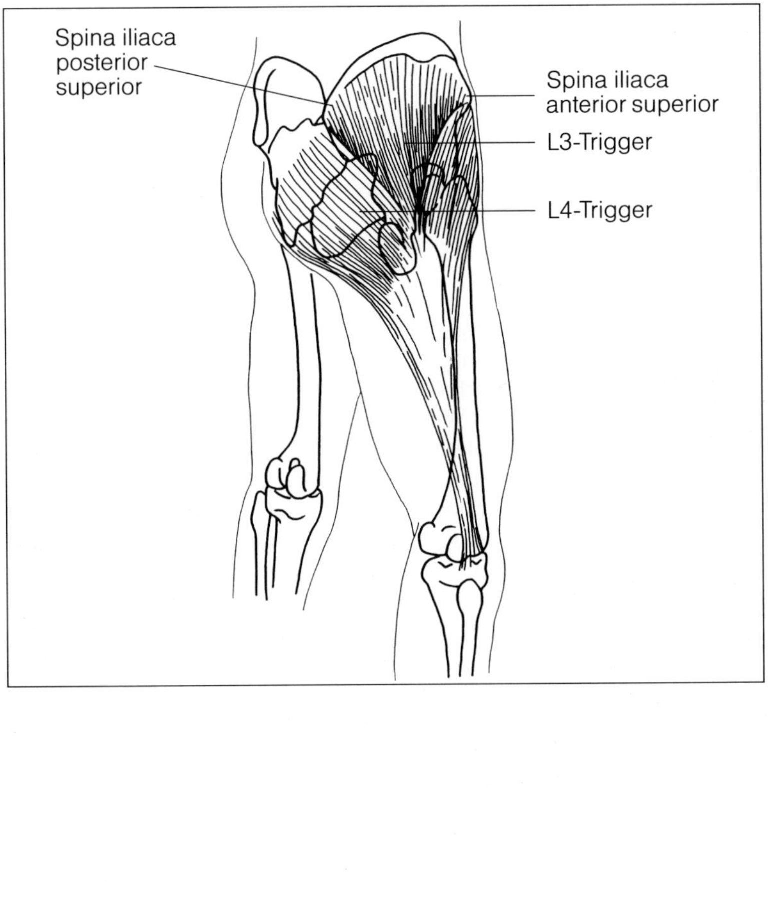

Abb. 60 Lokalisation der Triggerpunkte für L3 und L4

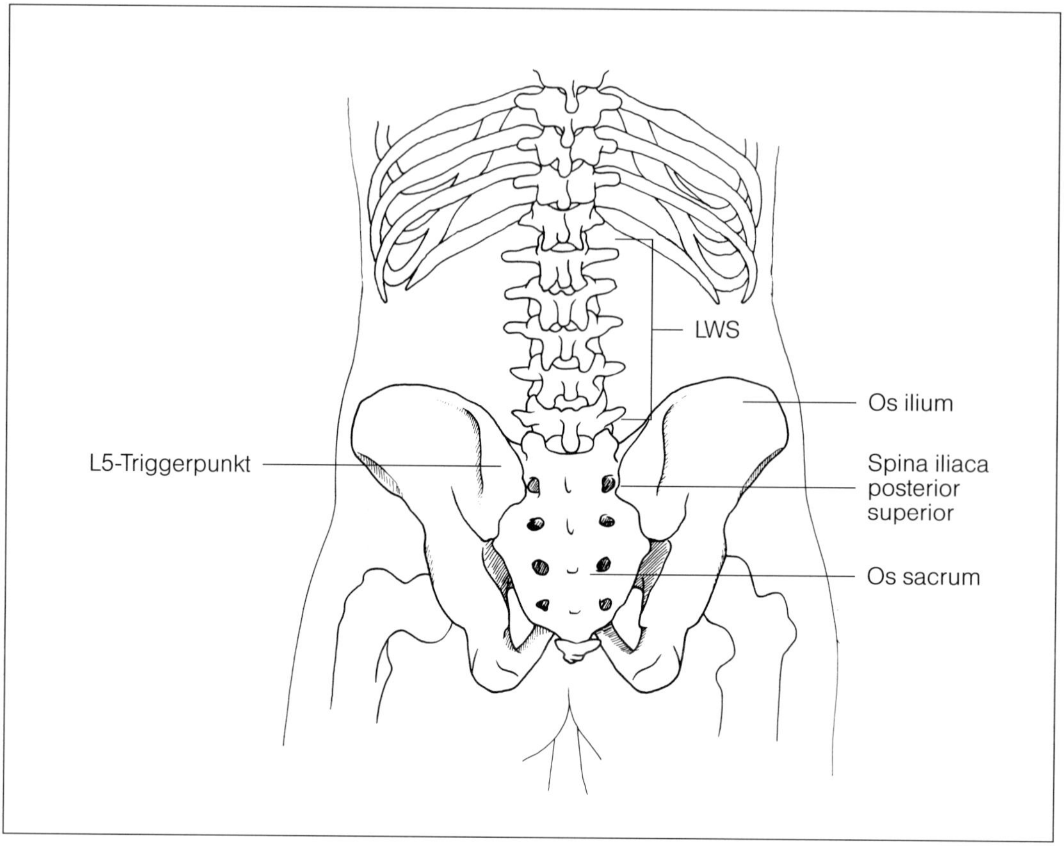

Abb. 61 Lokalisation des Triggerpunktes für L5

Anmerkung

Um sicherzugehen, daß man die entsprechende empfindliche Stelle nicht verfehlt, sollte das Gebiet drei Finger breit im Umkreis vom angegebenen Punkt abgetastet werden.
Triggerpunkte sind spezifische druckempfindliche Stellen, die entfernt vom eigentlichen Ort der Dysbalance liegen. Zum Beispiel befinden sich die Triggerpunkte, die sich auf die Lendenwirbelsäule beziehen, im Bereich des Beckens. Ausführliche Informationen über das Konzept der Triggerpunkte findet man in den Veröffentlichungen von *Jones, Chapman, Travell, Prudden* u.a.
Eine Entspannung im Triggerpunkt-Bereich gilt als Anzeichen für eine korrekte Entspannungsposition. Es ist wichtig sich daran zu erinnern, daß man nicht die Trigger entspannt, sondern die Wirbelsäule. Ist die Störung an der Wirbelsäule behoben, wird die Empfindlichkeit am Trigger geringer oder verschwindet gänzlich. Der Triggerpunkt zeigt eindeutig die Veränderung an der Wirbelsäule an.
Die genaue Lage der Triggerpunkte kann individuell unterschiedlich sein. Hier sind die Punkte dargestellt, über deren Lage bei den verschiedenen Behandlern am meisten Einvernehmen besteht. Man kann jedoch jede spezifisch auffällige Stelle in unmittelbarer Umgebung der angegebenen Punkte als Triggerpunkt verwenden.

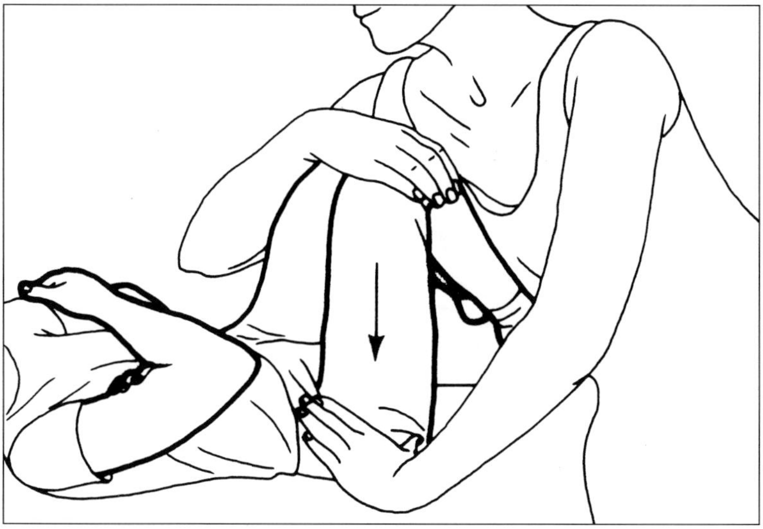

Abb. 62 Lösungstechnik für L2; bei der Technik für L1 werden die Oberschenkel etwas mehr zum Körper hin gebeugt.

L1-Trigger

Lokalisation: Im M. iliacus medial (an der Innenseite des vorderen oberen Darmbeinstachels).

L1-Lösung in Rückenlage

Beide Beine des Patienten sind zur Brust hin angewinkelt. Die Knie werden leicht zu der Seite hin geneigt, die entspannt werden soll. Meistens werden die Unterschenkel ein wenig in die Gegenrichtung zur Seitneigung geführt. Manchmal jedoch ist es angenehmer, wenn die Unterschenkel in der gleichen Lage bleiben oder in Richtung der Seitneigung geführt werden. Mit der Position der Unterschenkel sollte ruhig experimentiert werden, um die Einstellung zu finden, die am angenehmsten ist und/ oder die den Triggerpunkt entspannt. Von den Knien her gibt man über den Oberschenkel leichten Druck ins Hüftgelenk und hält die Stellung für 10–60 Sekunden. Wenn möglich behält man weichen Kontakt mit dem Triggerpunkt, so daß man die eine Entspannung anzeigende Veränderung im Gewebe erfühlen kann *(Abb. 62).*

Anmerkung

Dies ist die Standard-Entspannungsposition für L1 und L2. Die Entspannungstechnik in Seitlage, wie sie unten beschrieben wird, stellt eine Alternative dar für jemanden, der nicht bequem auf dem Rücken liegen kann.

L1-Lösung in Seitlage

Die Knie des Patienten werden zur Brust hin gebeugt (in Embryohaltung) und die Position seiner Beine so eingestellt, daß der Triggerpunkt sich entspannt bzw. die Druckdolenz nachläßt. Stellung 10–60 Sekunden halten.

L2-Trigger

Lokalisation: Unmittelbar oberhalb bzw. unterhalb des Leistenbandes auf dem Mittelpunkt einer gedachten Linie zwischen vorderem oberem Darmbeinstachel und Schambeinfuge.

L2-Lösung

Wie Trigger L1. Die Position variiert geringfügig, weil man an einem tieferen Punkt der LWS arbeitet. Den Trigger so einstellen und die Position so auswählen, daß eine maximale Entspannung erzielt wird. Im allgemeinen

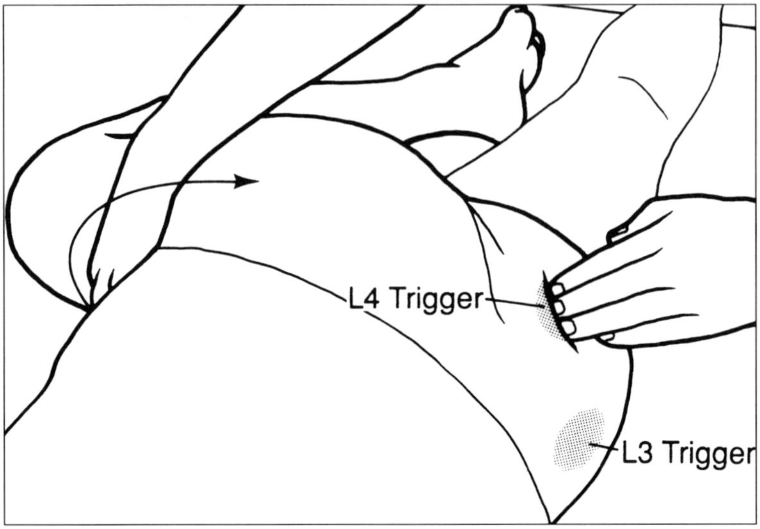

Abb. 63 Lösungstechnik für L3 und L4

sind die Beine bei L2 weniger gebeugt als bei L1 *(Abb. 62).*

L3-Trigger

Lokalisation: Am hinteren Rand des M. tensor fasciae latae auf einer direkten Anterior-posterior-Linie, die von der Spina iliaca anterior superior aus gezogen wird. Wahlweise kann man den Punkt auch finden, indem man 5–6 cm seitlich und fußwärts des hinteren oberen Darmbeinstachels sucht. Würde man eine Anterior-posterior-Linie durch den Triggerpunkt L1 ziehen, befände sich der Triggerpunkt L3 ungefähr gegenüber Triggerpunkt L1.

L3-Lösung in Bauchlage

Man umgreift die Spina iliaca anterior superior des Patienten, hebt die gegenüberliegende Hüfte an und übt eine Kompression in Richtung auf den Triggerpunkt aus. Mit ihm als Kontrolle wird die Position so eingestellt, bis ein Maximum an Entspannung im Gewebe eintritt und eine angenehme Stellung angegeben wird. Manchmal ist es für Behandler und Patienten angenehm, wenn das Knie der angehobenen Hüfte etwas angewinkelt wird (auch als »Froschstellung« bezeichnet). Stellung für 10–60 Sekunden halten *(Abb. 63).*

Anmerkung

Dies ist die Standard-Entspannungstechnik L3 und L4. Die alternative Entspannungsposition in Rückenlage kann angewandt werden, wenn der Patient nicht bequem auf dem Bauch liegen kann.

L3-Lösung in Rückenlage

Ähnliches Vorgehen wie bei L1. Die Stellung wird etwas variieren, weil man auf einen Punkt einwirken will, der weiter kaudal an der Wirbelsäule liegt. Entspannungsverfahren s.o. Gewöhnlich sind die Beine weniger stark angewinkelt als bei der Entspannung von L1 und L2.

Zeichen der Lösung im LWS-Bereich.

Wenn keine anderweitigen Störungen vorliegen:

- Die Triggerpunkte werden weicher und weniger empfindlich.
- Die Lendenwirbelsäule wird beweglicher.
- Die Beschwerden in der Lendenwirbelsäule lassen nach.

L4-Trigger

Lokalisation: In der Mitte des Gesäßes etwas oberhalb des Mittelpunktes des M. glutaeus

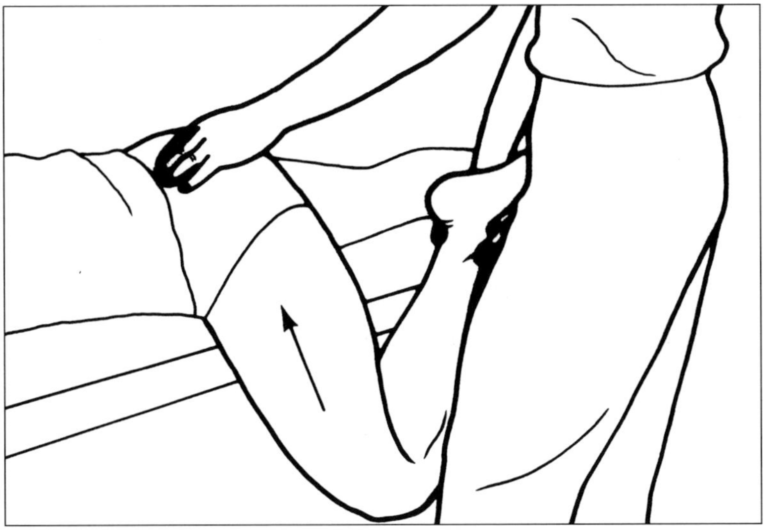

Abb. 64 Lösungstechnik für L5 mit Anheben des herabhängenden Oberschenkels – der »Wagenhebergriff«

maximus. Würde man eine gerade Linie in der Sagittalebene durch den Triggerpunkt L2 ziehen, läge Triggerpunkt L4 ungefähr gegenüber L2 (vgl. *Abb. 60).*

L4-Lösung in Bauchlage

Ebenso wie Entspannungsposition von L3. Die Hüfte der Person anheben und sie mit behutsamem Druck Richtung Punkt führen. Weil man mit einem am Becken weiter unten liegenden Punkt arbeitet, wird die Entspannungsposition automatisch etwas variieren (vgl. *Abb. 63).*

L4-Lösung in Rückenlage

Ähnlich wie L1–L3 mit der für L4 modifizierten Feineinstellung der Entspannungsposition.

L5-Trigger

Lokalisation: Medial oder lateral der Spina iliaca posterior superior.

L5-Lösung in Bauchlage

Es kann zwischen zwei Techniken gewählt werden. Ausgewählt wird diejenige, welche für den Patienten am angenehmsten ist.

Technik 1:

Der Therapeut steht auf der Seite des empfindlichen Triggerpunktes. Der Patient rückt zum Behandler hin an den Tischrand. Letzterer führt das im Kniegelenk gebeugte Bein über den Tischrand nach außen und läßt es mit seinem Eigengewicht nach unten hängen. Das jetzt vertikal zum Boden zeigende Knie wird vom Behandler umfaßt. Nun drückt er das Knie senkrecht nach oben mit Druck Richtung Hüftgelenk. Sollte sich der Druck als unangenehm erweisen, wird das Bein nur gehalten, ohne Druck auszuüben.

Anmerkung

Dies ist die Standard-L5-Entspannungsposition. Die Technik für die Rückenlage kann gewählt werden, wenn der Patient nicht bequem auf dem Bauch liegen kann. Es gibt zwei Möglichkeiten, das herabhängende Bein mühelos zu unterstützen. Der Therapeut sitzt auf einem Stuhl neben der Liege und unterstützt das Bein des Patienten mit seinen Knien/Oberschenkeln, während er es in der Stellung hält, die ihm am angenehmsten ist. Als Alternative hierzu kann der Therapeut am Rand der Liege stehen, wobei er das Bein des Patienten am Knöchel festhält und sein Knie mit einem oder beiden Beinen abstützt *(Abb. 64)*..

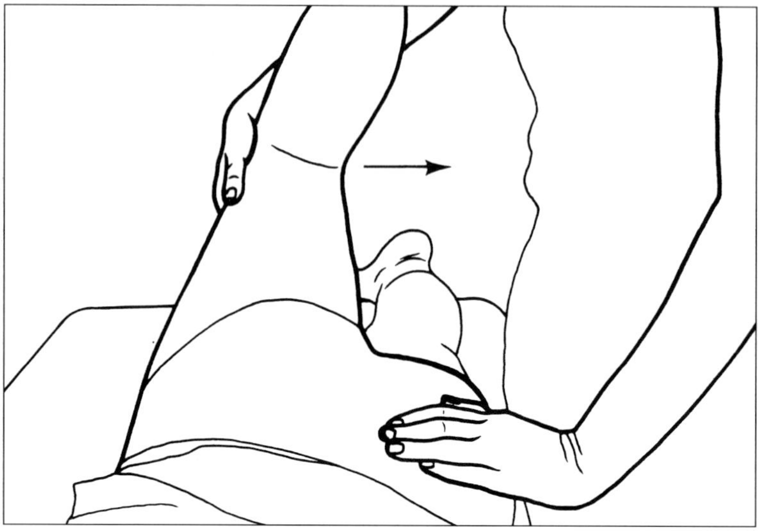

Abb. 65 Lösungstechnik für L5 – die Schertechnik

Man sollte sich vergewissern, daß der Patient gut ausbalanciert auf dem Behandlungstisch liegt. Dies wird erreicht, wenn er sich eher diagonal auf den Tisch legt, wobei sich die betroffene Hüfte am Tischrand befindet und der Oberkörper zur gegenüberliegenden Seite zeigt. Während das Bein über den Rand der Liege geführt wird, sollte man darauf achten, daß man das Knie gleich nach unten sinken läßt. Das Bein sollte nicht nach der Seite abgegrätscht werden, um das Hüftgelenk nicht zu zerren.

Achtung: Es ist von großer Wichtigkeit und es muß sichergestellt werden, daß der Therapeut das Bein des Patienten auf den Tisch zurücklegt. Letzterer darf das Bein nicht aktiv in die Ausgangsstellung zurückbringen.

Technik 2:

Der Therapeut befindet sich auf der gleichen Seite wie der Triggerpunkt und hebt das Bein der anderen Seite an. Hierbei faßt er das Bein gerade oberhalb des Kniegelenks (Knie kann gebeugt oder gestreckt sein) und bringt das angehobene Bein zu sich her. Er achtet darauf, daß dies beiden nichts ausmacht. Es ist wichtig, daß der Therapeut während des Hebens auf seinen eigenen Rücken achtet *(Abb. 65).*

Anmerkung

Stellung 1 ist gewöhnlich angenehmer für Patienten mit relativ flacher Krümmung der Lendenwirbelsäule; Position 2 ist angenehmer für diejenigen mit einer relativ ausgeprägten Lendenlordose.

L5-Lösung in Rückenlage

Ähnlich wie Entspannungspositionen L1–L4-Rückenlage mit der für L5 modifizierten Feineinstellung der Entspannungsposition.

LWS-Lösungszeichen Wenn keine anderen Störungen vorliegen:

- Die Triggerpunkte werden weich und weniger empfindlich.
- Die LWS ist beweglicher.
- Die Beschwerden in der LWS sind geringer geworden.

Sakrum

Anatomie

Die fünf Sakralwirbel sind in der Regel miteinander verschmolzen und bilden so das zusammenhängende Kreuzbein *(Abb. 66).* Über seine Artikulation mit dem Beckengürtel überträgt das Sakrum das Körpergewicht auf die

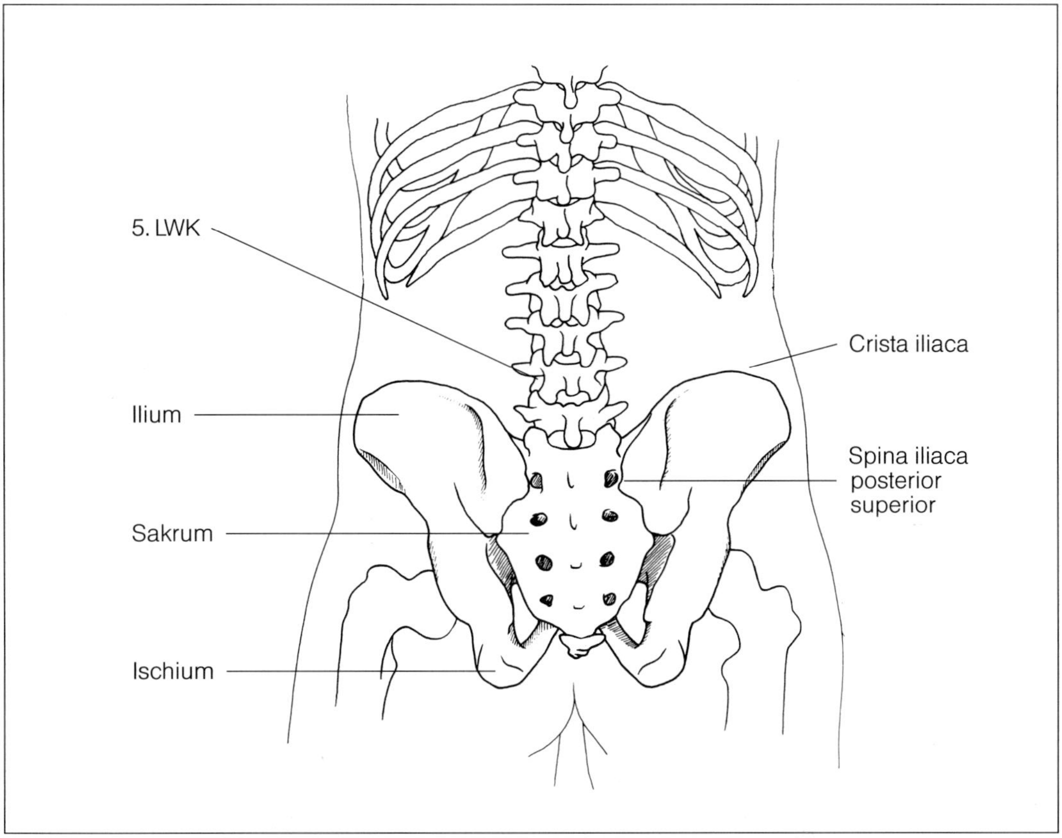

Abb. 66 Anatomie des Kreuzbeins

Hüftgelenke *(Abb. 67)*. Die Gelenke zwischen Kreuzbein (Sakrum) und Beckenknochen (Ossa ilia), die Iliosakralgelenke, sind entsprechend ihrer Belastung die flächenmäßig größten Gelenke des menschlichen Körpers. Irritationen dieser Gelenke sind mit die häufigste Ursache für die sog. Kreuzschmerzen. Kranial artikuliert das Sakrum mit dem 5. Lendenwirbel, nach kaudal ist es mit dem Steißbein verbunden.

Befunderhebung

Die allgemeine Überprüfung der Beweglichkeit des Sakrums erfolgt in Bauchlage. Der Untersucher legt seine Hände sanft in Längsrichtung auf das Sakrum, wobei eine Hand auf dem Handrücken der anderen Hand zu liegen kommt. Er nimmt mit leichtem Druck Tiefenkontakt auf und bittet den Patienten, ihm sofort auch die geringsten unangenehmen Sensationen bei der Untersuchung mitzuteilen.

Folgende Bewegungen werden zur Prüfung durchgeführt:

- Langsam und sanft wird das Sakrum mit vertikalem Druck tischwärts gedrückt. Löst diese Bewegung ein leichtes Federn aus?
- Bei gutem Tiefenkontakt wird sanft die Rotationsbeweglichkeit des Sakrums geprüft, indem man es bewegt, als ob man den Deckel eines Marmeladenglases im oder gegen den Uhrzeigersinn öffnet bzw. schließt *(Abb. 68)*.
- Anschließend wird geprüft, ob das Sakrum sich wie eine Federwippe in die verschiedenen Richtungen wiegen läßt.

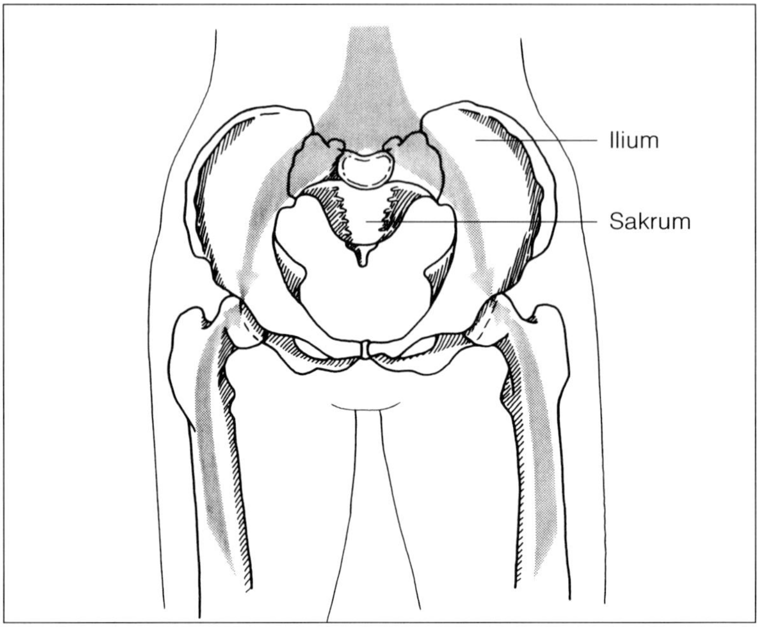

Abb. 67 Übertragung des Körpergewichts auf die Hüftgelenke.

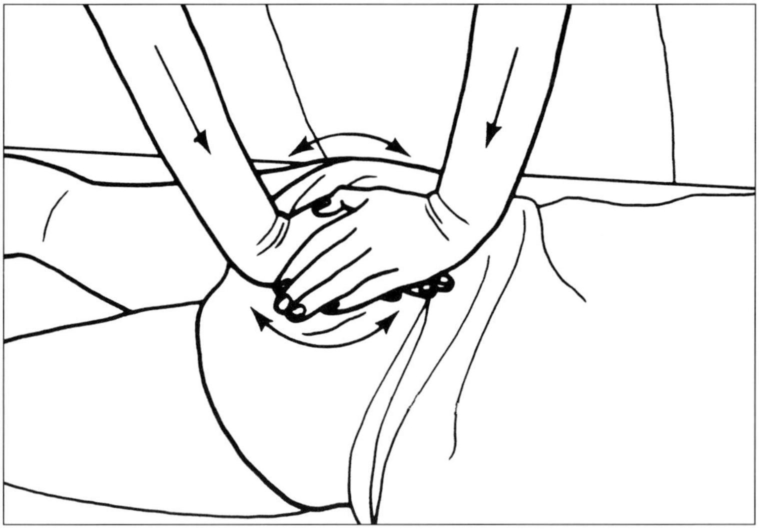

Abb. 68 Testung des Sakrums – Federung und Rotation.

Jede einseitige oder komplette Einschränkung der Beweglichkeit ist ein Ausdruck eine Rigidität oder Blockierung im Iliosakralgelenk. Abschließend werden alle spontan oder auf Druck empfindlichen Punkte und Verquellungen über den Gelenkspalten palpiert. Besondere Aufmerksamkeit sollte auf den kranialen Anteil der Artikulation von Ilium und Sakrum gerichtet werden.

Lösungspositionen

Liegt eine Bewegungspräferenz in eine Richtung vor, z.B. geht die Rotation nach rechts leichter als die nach links, so wird die Bewegung in die bevorzugte Richtung ein wenig verstärkt und anschließend gehalten. Gewöhnlich übt man zusätzlich noch eine leichte Kompression auf das Iliosakralgelenk aus. Die Hände

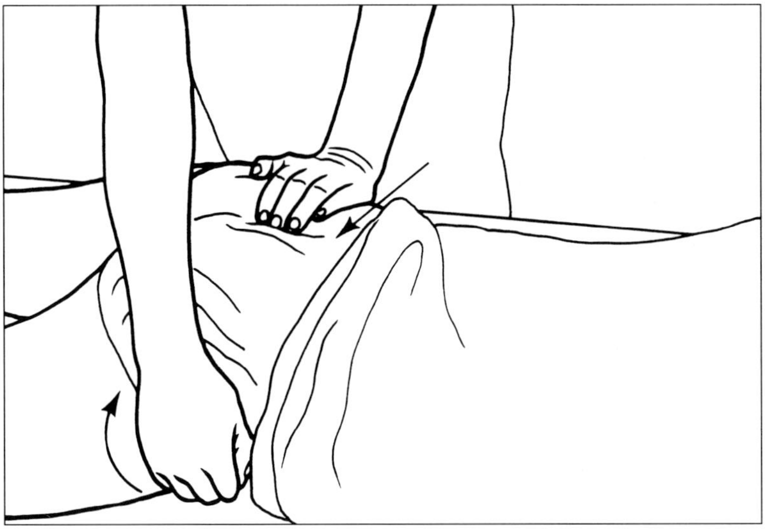

Abb. 69 Lösungstechnik am Sakrum Schieben zum Indikatorpunkt und Anheben der Hüften.

werden dabei wie oben beschrieben übereinander in Längsrichtung auf das Sakrum gelegt (vgl. *Abb. 68).*

Lösung über Indikatorpunkte

Jede empfindliche oder in der Konsistenz veränderte Stelle auf oder am Rande des Sakrums kann mit einer einfachen Lösungstechnik behandelt werden: Mit dem Mittelfinger einer Hand wird der gefundene Punkt palpiert und während der Behandlung als Indikatorpunkt genutzt. Mit der anderen Hand bewegen Sie das Sakrum in der oben beschriebenen Weise in die freien Richtungen. Im allgemeinen müssen Sie das Sakrum leicht in Richtung des Indikatorpunktes drücken, um dort eine Entspannung des Gewebes zu erreichen *(Abb. 69).*
Oft hilft eine Kompression von der Hüfte her, eine Entspannung am gegenüberliegenden Rand des Sakrums zu erreichen. Man bedient sich dabei des Beines des immer noch in Bauchlage befindlichen Patienten als Hilfsmittel. Es wird leicht angehoben und in der Längsachse sanft in Richtung des Punktes am gegenüberliegenden Iliosakralgelenk geschoben.
Auch bei dieser Technik sollte, wenn möglich, mit einer Hand der Indikatorpunkt zur Kontrolle getastet werden. Wenn dies aus physischen Gründen, z.B. großer Patient und kleiner Therapeut, nur schwer möglich ist, ist noch mehr Aufmerksamkeit auf die Angaben des Patienten zu richten.
Zeichen einer erfolgreichen Lösung des Sakrums (wenn keine anderen Störungen vorliegen):

- Die allgemeine Beweglichkeit des Sakrums ist verbessert.
- Unregelmäßigkeiten der Beweglichkeit sind ausgeglichen.
- Beschwerden und Verspannungen im Bereich des Sakrums bessern sich.

Ilium

Anatomie

Das Ilium (Darmbein) ist ein fächerförmig gebauter Knochen, der in Verbindung mit dem Sakrum eine tragende Bogenkonstruktion bildet, die das Körpergewicht auf den Oberschenkel überträgt (vgl. *Abb. 66* und *67).* Beim Erwachsenen ist das Ilium dorsal mit dem Ischium (Sitzbein) und ventral mit dem Os pubis (Schambein) verschmolzen. Im kaudalen Bereich des Ilium, wo es mit Sitz- und Schambein verschmolzen ist, liegt das Acetabulum (Hüftpfanne). Auf beiden Seiten bildet das Ilium eine Hälfte des Sakroiliakalgelenkes. Wenn wir im folgenden über die Bewegung

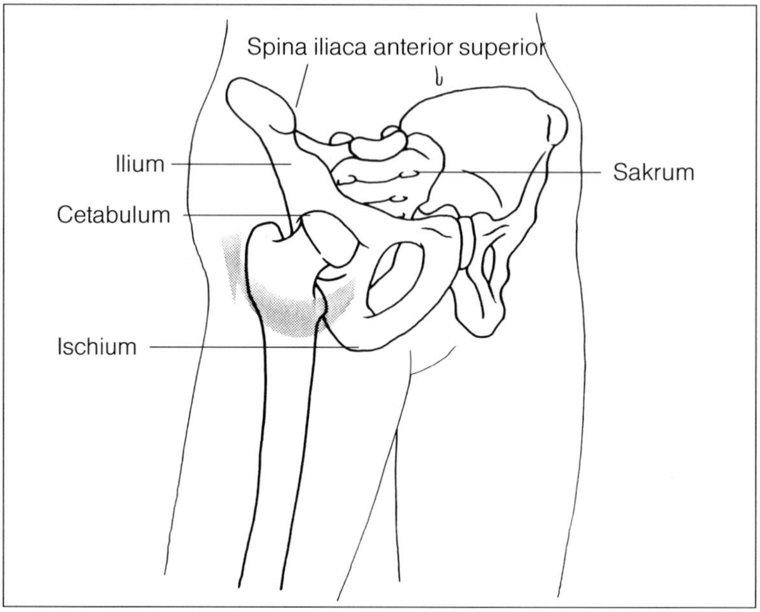

Abb. 70 Anatomie des Ilium

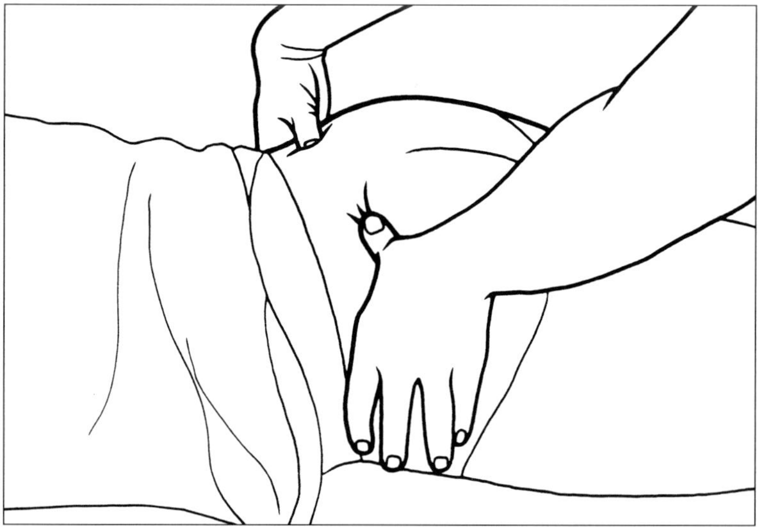

Abb. 71 Kontrolluntersuchung des hinteren oberen Darmbeinstachel (spinae posteriores superiores iliorum).

des Iliums sprechen, sprechen wir über Bewegung in diesem Gelenk, über die Bewegung des Beckens auf beiden Seiten des Sakrums *(Abb. 70).*

Die Form des Beckens variiert von Individuum zu Individuum. Dazu kommt noch, daß ein männliches Becken anders geformt ist als ein weibliches. Grundsätzlich ist das männliche Becken länger und schmäler. Das weibliche Becken ist weiter mit einer größeren Öffnung kaudal, um bei der Geburt das Kind durch den Geburtskanal durchtreten lassen zu können.

Überprüfung des Ilium

Das Ilium kann sich auf verschiedenste Weise im Sakroiliakalgelenk bewegen (die Osteopathie kennt und differenziert 16 Möglichkeiten funktioneller Störungen). Für die Zwecke der Ortho-Bionomy im allgemeinen ausreichend und um die Überprüfung der Balance des Beckens zu vereinfachen, genügt die Darstellung der Hinweise auf eine anteriore oder posteriore Rotation des Ilium. Wenn Sie Ihren Patienten in die Lösungsposition bewegen, ist es wichtig, die feinen Variationen in der Bewegung zu beachten, die auf eine bevorzugte Bewegungsrichtung hinweisen, und dieser zu folgen. Zur Überprüfung der Imbalance des Iliums finden zwei einfache Tests Anwendung.

Die Balance des Ilium im Beckenring

Eine Imbalance des Ilium finden Sie durch den Vergleich der Stellung beider Ilia zueinander. Zur Orientierung eignen sich am besten der Beckenkamm (crista iliaca) und der hintere obere Darmbeinstachel (Spina iliaca posterior superior), die leicht zu tasten sind. Bei einem anterioren Ilium liegen die Crista und die Spina iliaca posterior superior dieser Seite höher als auf der anderen Seite. In der Posteriorrotation des Iliums liegen beide weiter kaudal als die Gegenseite.
Überprüfen Sie die Situation des Beckens bei Ihrem Patienten in Bauchlage. Legen Sie dabei die Daumen auf die Cristae oder die Spinae iliacae posteriores superiores. Befinden sich diese Punkte auf einer Linie, so ist das Becken in einer ausgeglichenen Lage *(Abb. 71)*.

Vergleich der Beinlänge

Wenn eine Hälfte des Beckens sich bewegt, bewegt sich die darin befindliche Hüftpfanne mit ihr. Folglich wird, wenn die Crista iliaca nach posterior rotiert wird, die Hüftpfanne im kaudalen Anteil des Knochens nach ventral und kranial gehebelt und nimmt dabei das Bein mit. Dadurch entsteht der Eindruck, das Bein sei auf dieser Seite kürzer. Andererseits wird das Acetabulum, wenn die Crista nach anterior bewegt wird, nach dorsal und kaudal gehebelt. Das Bein dieser Seite erscheint dann länger *(Abb. 72)*.
Deswegen kann der Vergleich der Beinlänge an den Knöcheln oder den Fußsohlen einen Hinweis auf die Bewegung des Beckens geben *(Abb. 73)*.

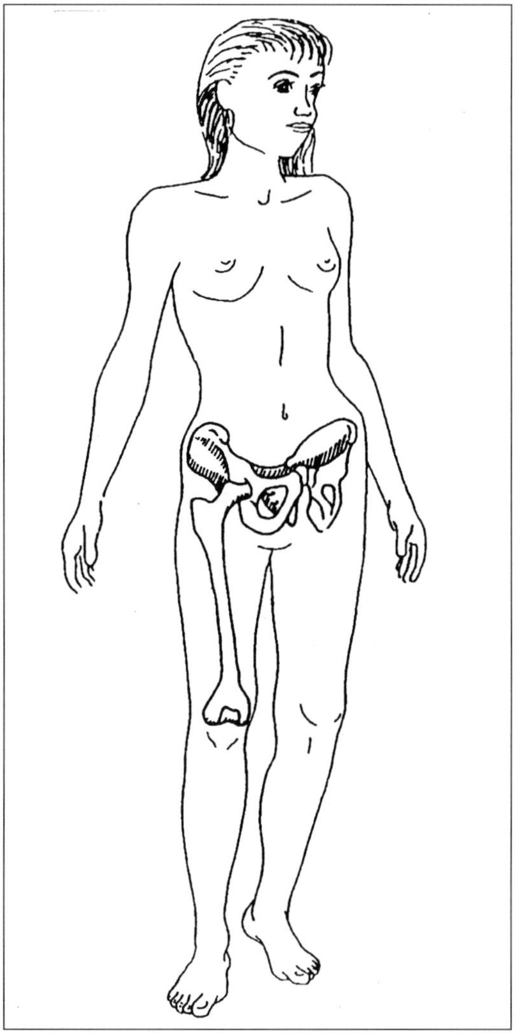

Abb. 72 Anatomie der Becken- und der Hüftartikulation.

Hinweis

Beachten Sie, daß die Rotation des Ilium nach posterior das linke Bein kürzer erscheinen läßt. Der Beinlängenvergleich ist nicht immer ein zuverlässiger Indikator für die Balance des Beckens. Eine Beinlängendifferenz kann auch eine echte Längendifferenz sein oder auf eine Psoaskontraktion hinweisen.

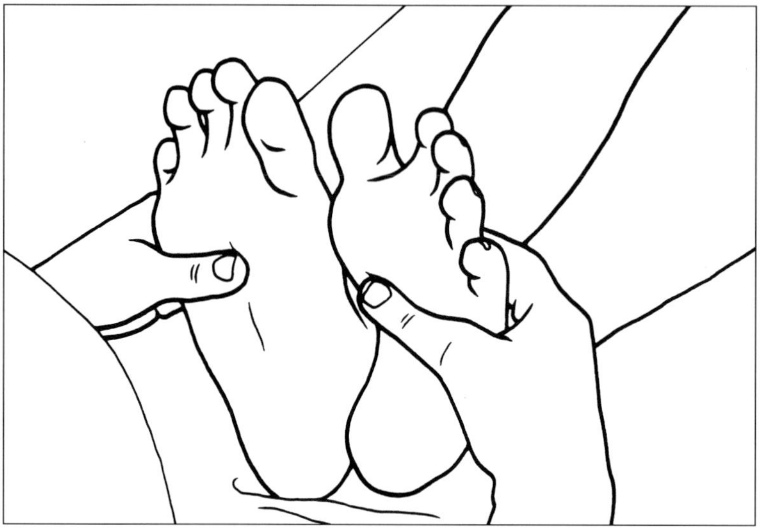

Abb. 73 Test der Beinlängendifferenz

Bei einer Fehlstellung des Beckens wissen Sie noch nicht, welche Seite die Ursache ist. Die folgenden Tests können Ihnen helfen festzulegen, welche Seite sich in der Fehlstellung befindet. Es ist möglich, daß beide Seiten entweder in dieselbe oder in die entgegengesetzte Richtung rotiert sind. Seien Sie sich deswegen darüber im klaren, daß Sie auch gemischte Hinweise finden können.

1. Wenden Sie auf jeder Seite die entsprechende Lösungstechnik an. Die Seite, die sich leichter in Richtung Lösungsposition bewegt und sich dort am wohlsten fühlt, ist wahrscheinlich die betroffene Seite. Wenn Sie selber nicht in der Lage sind, dies von der Bewegung her zu beurteilen, können Sie Ihre Patienten fragen, welche Richtung sich besser für sie anfühlt.
2. Suchen Sie nach empfindlichen Stellen im Bereich der Triggerpunkte für das Iliosakralgelenk:

- ca. 1,5 cm von der Spina iliaca posterior superior entfernt, rechts bei 5 Uhr und links bei 7 Uhr über dem Gelenk
- an der posterior-superioren Fläche des Trochanter major
- am kranialen Rand des Schambeines ca. 2,5 cm lateral der Symphyse

Wenn einige oder alle Trigger nur auf einer Seite druckempfindlich sind, handelt es sich mit großer Wahrscheinlichkeit um die betroffene Seite. Wenn einige oder alle Triggerpunkte auf beiden Seiten druckempfindlich sind, ist es wahrscheinlich, daß beide Seiten betroffen sind.

3. Mißempfindungen in der Mitte des Hand- oder Sprunggelenkes können auf eine Imbalance des Ilium hinweisen.

Untersuchen Sie beide Hand- und Sprunggelenke nach Mißempfindungen. Wenn die Trigger nur auf einer Seite druckempfindlich sind, gilt wieder, daß wahrscheinlich diese Seite betroffen ist. Eine Empfindlichkeit beidseits ist wieder ein Hinweis, daß beide Seiten beteiligt sind.

Hinweis

Erfahrene Behandler stellen immer wieder fest, daß man oft mehr Zeit dafür braucht, die Triggerpunkte zu prüfen, als wenn man einfach, wie unter 1. empfohlen, die Lösungspositionen ausprobiert.

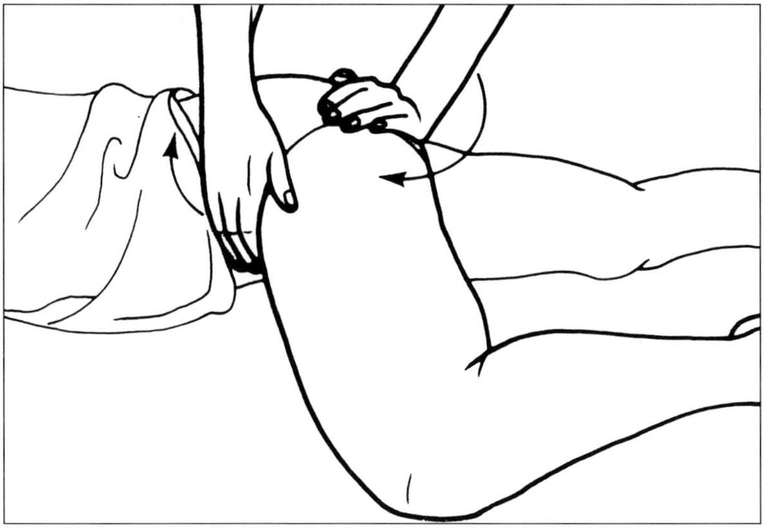

Abb. 74 Lösungstechnik für das nach posterior rotierte Ilium in Bauchlage.

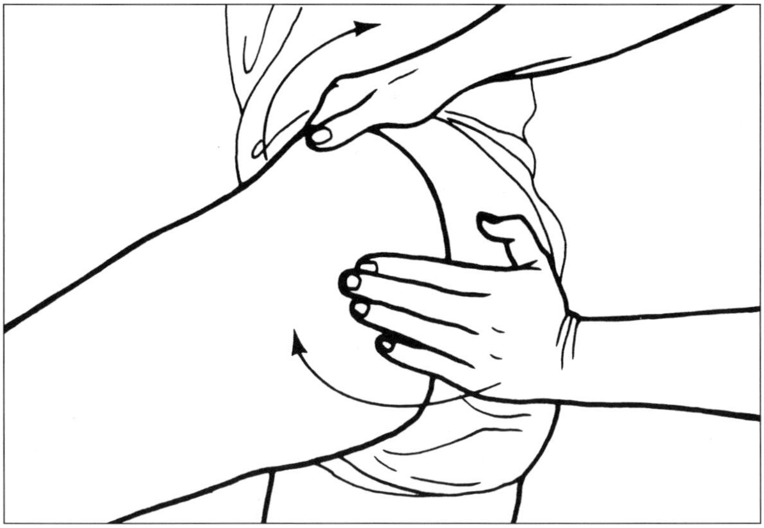

Abb. 75 Lösungstechnik für das nach posterior rotierte Ilium in Seitenlage.

Lösung der posterioren Rotation (kurzes Bein)

Lösung in Bauchlage

Beugen Sie das Knie auf der betroffenen Seite. Bringen Sie es in eine leichte Abduktion und lassen Sie das Bein so ruhen. Manchmal wird dieser Vorgang »ein Froschbein machen« bezeichnet. Mit einer Hand auf der Spina iliaca anterior superior und der anderen Hand auf dem Ischium rotieren Sie das Ilium sanft nach posterior. Behalten Sie diese Position für 10–60 Sekunden bei und lassen dann langsam los. Für diese Lösungstechnik ist es angenehmer, auf der gegenüberliegenden Seite vom behandelten Ilium zu stehen und über den Körper des Patienten hinwegzufassen *(Abb. 74).*

Lösung in Seitenlage

Die Person liegt auf der gesunden Seite mit dem unteren Bein ausgestreckt und dem oberen Bein angewinkelt. Legen Sie auf der betroffenen Seite eine Hand auf die Spina iliaca anterior superior und die andere Hand auf den Sitz-

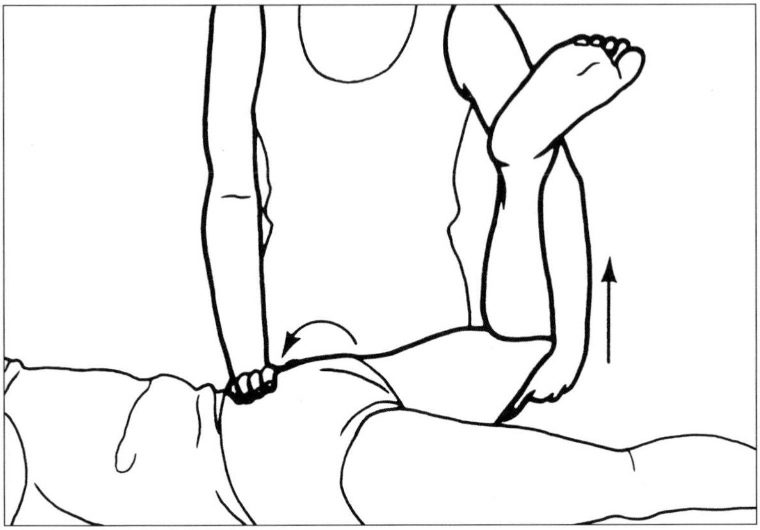

Abb. 76 Lösungstechnk für das nach anterior rotierte Ilium in Bauchlage.

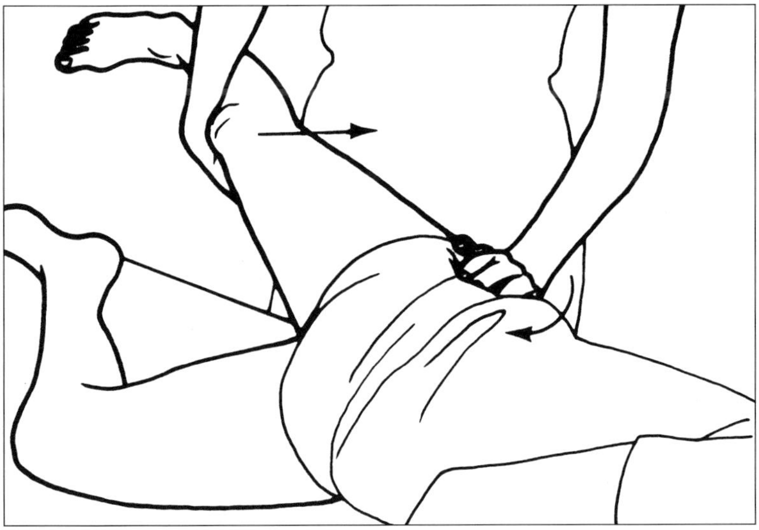

Abb. 77 Lösungstechnik für das nach anterior rotierte Ilium in Seitenlage.

beinhöcker. Rotieren Sie das Ilium posterior, halten Sie die Position 10–60 Sekunden und lassen Sie dann langsam los. Diese Lösungstechnik ist am leichtesten wenn man hinter der Person mit Blick auf ihren Rücken steht *(Abb. 75).*

Lösung der anterioren Rotation (langes Bein)

Lösung in Bauchlage

Stehen Sie auf der betroffenen Seite. Heben Sie auf dieser Seite sanft das Bein des Patienten Richtung Decke und rotieren Sie mit der anderen Hand auf dem oberen Teil des Ilium das Ilium nach anterior. Halten Sie die Position für 10–60 Sekunden und lassen Sie dann langsam los *(Abb. 76).*

Lösung in Seitenlage

Bitten Sie den Patienten, sich auf die freie Seite zu legen, wobei das untere Bein angewinkelt und das obere ausgestreckt ist. Stehen Sie dabei hinter dem Rücken. Schieben Sie sanft die Crista nach anterior, während Sie das obere Bein direkt nach hinten zu sich führen. Halten Sie 10–60 Sekunden und lassen Sie langsam los *(Abb. 77)*.

Zeichen der Ilium-Lösung

Hinweise auf eine erfolgreiche Lösung des Os ilium sind:

- Crista iliaca und Spina iliaca posterior superior sind auf beiden Seiten in einer Ebene
- Die Beine haben die gleiche Länge
- Die Triggerpunkte sind nicht mehr druckempfindlich.

Hinweis

Beachten Sie, daß die Seitenposition einfach nur die Techniken der Bauchlage nachmachen, allerdings auf einer anderen Bewegungsebene. alle Positionierungen werden klar, langsam und sanft ausgeführt.

Nachbehandlungstechniken

Die Nachbehandlungstechniken dienen dazu, Veränderungen, die nach einer Wirbelsäulen- bzw. Rückenbehandlung eingetreten sind, abzurunden. Sie tragen dazu bei, die Flexibilität wiederherzustellen, und bieten sanfte Übungen für die Wirbelsäule.
Die Bandscheiben haben keine direkte interne Blutversorgung. Sie ernähren sich und scheiden Schlackenstoffe aus durch Osmose und Diffusion. Sie werden sozusagen von der Umgebungsflüssigkeit durchtränkt und benötigen die Bewegung der Wirbelsäule, damit die inneren Flüssigkeiten zirkulieren können und der Stoffwechsel gewährleistet ist. Wenn die Wirbelsäule gestaucht oder steif ist, wird die Bewegung im Bereich der Bandscheiben beeinträchtigt und diese verschleißen eher.
Die Nachbehandlungstechniken bieten eine Möglichkeit, die Beweglichkeit der Wirbelsäule zu fördern und damit die Bandscheiben gesund zu halten. Auf der neuromuskulären Ebene helfen die Nachbehandlungstechniken Veränderungen, die während der »Lösungsarbeit« erzielt wurden, zu integrieren.

Im allgemeinen werden diese Techniken eingesetzt, nachdem der Therapeut mit der dazugehörigen Zone der Wirbelsäule gearbeitet hat – daher der Name Nachbehandlungstechnik. Da einige der Techniken im Sitzen ausgeführt werden, setzen manche Behandler diese Nachbehandlungstechniken am Ende der Behandlungsstunde ein. Man kann auch spezifische Nachbehandlungstechniken direkt an die Behandlung eines jeden Abschnittes einfügen. Einige der Nachbehandlungstechniken, besonders jene für den Nacken, können auch als Untersuchungstechnik vor der Behandlung verwendet werden. Insbesondere können Sie die Nachbehandlungstechniken dazu verwenden, um Beweglichkeitseinschränkungen auszutesten. Da manche der Techniken eine leichte Mobilisierung der Wirbelsäule beinhalten, wird man sie nur benutzen, nachdem der Rücken durch vorhergehende Techniken oder sanfte Bewegungsarbeit gelockert wurde.
Wie für andere Ortho-Bionomie-Techniken gilt auch für die Nachbehandlungstechniken, daß sie immer auf eine für die Person angenehme Weise ausgeführt werden. Da diese Techniken speziell die Bandscheiben bewegen, können Sie sie nicht anwenden, wenn beim Patienten Bandscheibenbeschwerden vorliegen. Bei massiven Beschwerden wie beim akuten Bandscheibenvorfall dürfen die Nachbehandlungstechniken nicht für den entsprechenden Abschnitt angewandt werden, außer Sie haben die medizinischen Fachkenntnisse, um die Sicherheit des Behandelten gewährleisten zu können.
Die bei der Nachbehandlung angewandten Bewegungen für die Wirbelsäule gehören zum natürlichen Bewegungsrepertoire einer gesunden Wirbelsäule. Für eine sehr verspannte unbewegliche Wirbelsäule können jedoch selbst kleine Bewegungen extrem sein. Gehen Sie langsam vor und beachten Sie die Bereitschaft des Körpers sich zu bewegen, anstatt ihm eine Bewegung aufzuzwingen, die für ihn als starke Dehnung wirken könnte. Richten Sie besonders beim Nacken Ihre Aufmerksamkeit auf das zunächst mögliche Bewegungsausmaß und erzwingen Sie sich nicht einen Weg durch irgendwelche Restriktionen. Wieder-

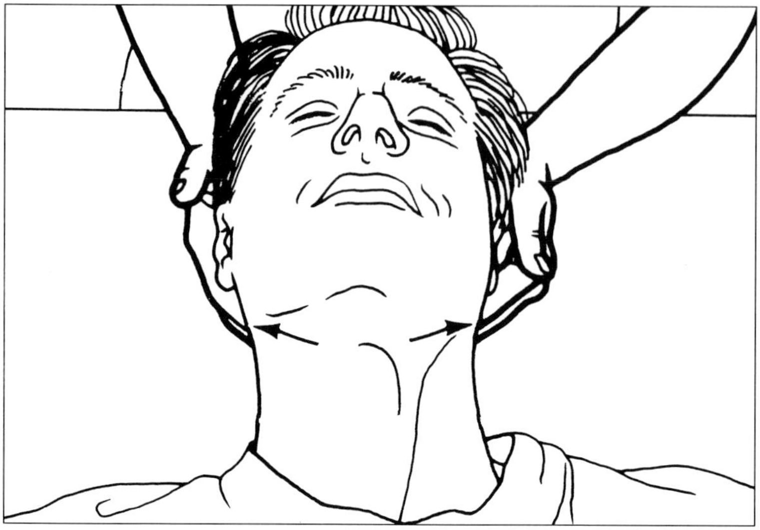

Abb. 78 Wiegebewegung in der Frontalebene.

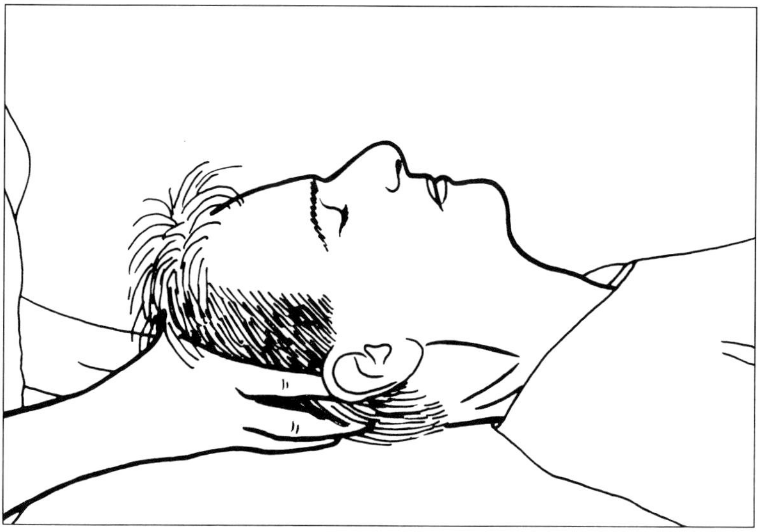

Abb. 79 Handhaltung zu Beginn der Flexions- und Extensionsübung (Schwanenhals).

holen Sie in einem solchen Fall die Lösungstechniken und kehren Sie dann zur Nachbehandlung zurück.

Die am häufigsten angewandten Techniken werden hier dargestellt. Die weiteren Techniken würden den Rahmen dieser begrenzten Darstellung sprengen. Sollten Sie sich für eine eingehendere Darstellung der Ortho-Bionomie-Techniken interessieren, gibt es dafür spezielle Kurse.

Nacken

Jede der folgenden Nachbehandlungstechniken übt mit den Wirbeln und Bandscheiben der HWS eine geringfügig unterschiedliche Bewegung aus.

Wiegebewegung zur Seite

Legen Sie Ihre Fingerkuppe auf die Querfortsätze beiderseits eines einzelnen Halswirbels. Sie wiegen nun den Wirbel sanft von einer Seite zur anderen (in der Frontalebene). Sie

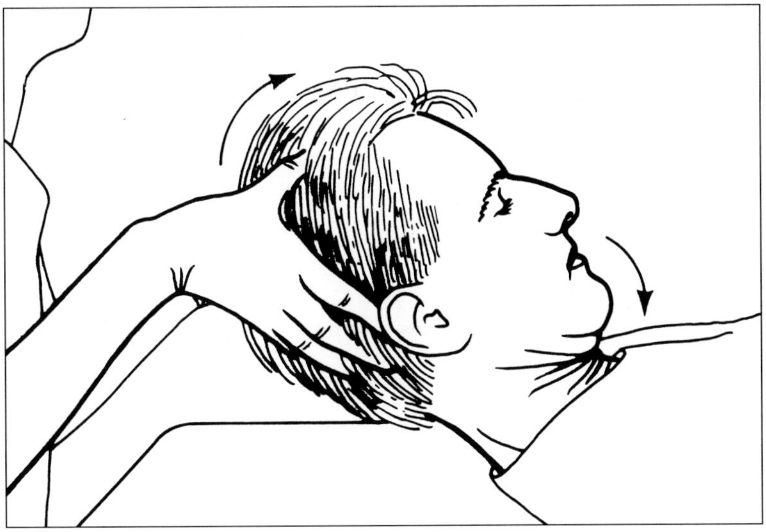

Abb. 80
Flexionsübung

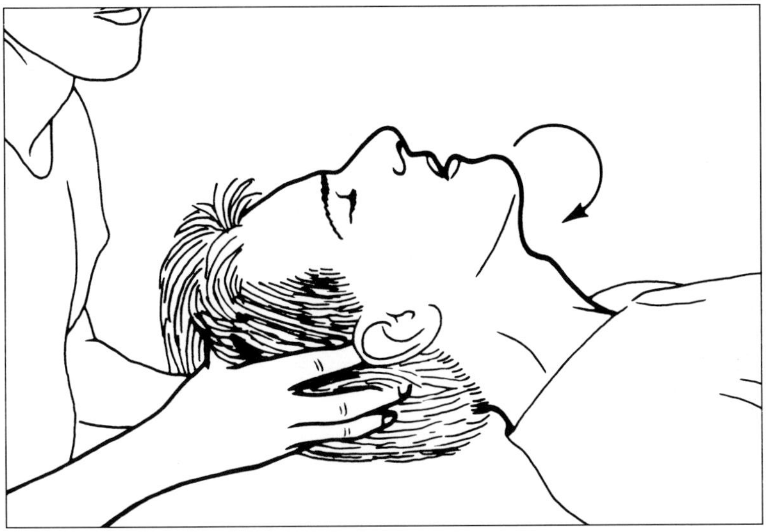

Abb. 81
Extensionsübung

können von oben nach unten beginnen oder umgekehrt. Arbeiten Sie nun sanft mit den Wiegebewegungen den Nacken Wirbel für Wirbel durch *(Abb. 78)*.

Flexion und Extension (Schwanenhals)

Die Übung beginnt mit zwei verschiedenen Bewegungen, die in eine zusammenhängende flüssige Bewegung übergehen können, wenn es die Beweglichkeit des Nackens zuläßt:

1. Die Hände umfassen den Kopf wie in *Abbildung 79* dargestellt und beugen ihn zum Brustbein hin *(Abb. 80)*. Der Kopf wird in die Neutralposition zurückgeführt und bleibt dabei gleichzeitig auf der Unterlage.
2. Strecken Sie sanft das Kinn nach oben *(Abb. 81)*. Falls notwendig, unterstützen Sie die Extensionsbewegung, indem Sie den Hinterkopf auf der Unterlage zum Rumpf schieben.

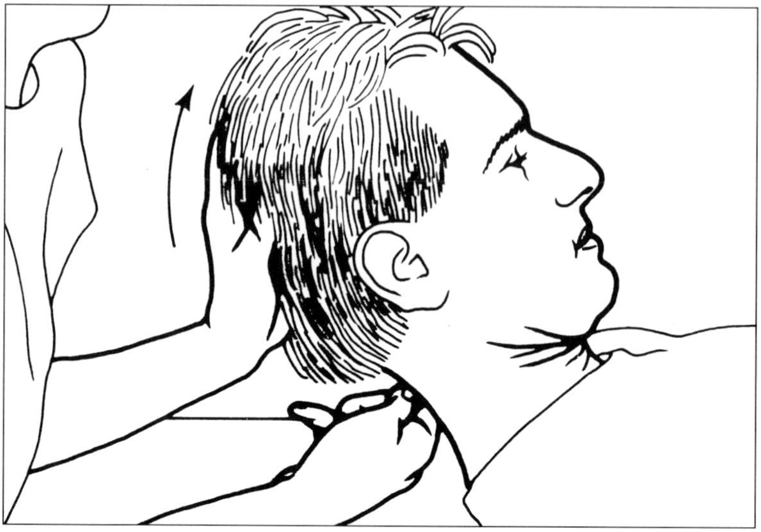

Abb. 82 Auffächern der Dornfortsätze (»Buttermesser«) 1. Schritt – die radiale Fingerkante wird zwischen zwei Dornfortsätze gelegt.

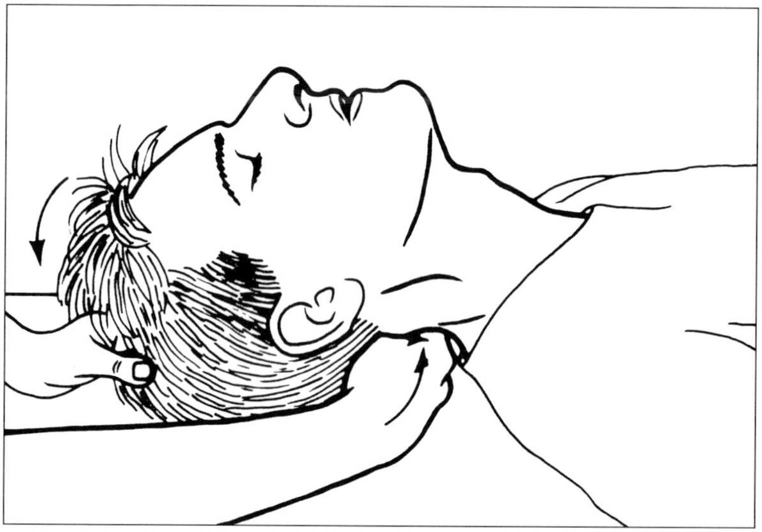

Abb. 83 Auffächern der Dornfortsätze (»Buttermesser«) 2. Schritt – der Kopf wird über den Fugen abgesenkt.

Sollten beide Bewegungen, Flexion und Extension leicht ertragen werden, können Sie diese beiden getrennten Bewegungen zu einer fließenden Bewegung vereinigen. Beginnen Sie mit der vollen Extension des Nackens (Kinn zeigt zur Zimmerdecke). Behalten Sie die volle Extension bei und heben dann langsam den Kopf vom Tisch. Sie werden wahrnehmen, daß der Kopf anfangen wird, in die Flexionsbewegung zu rollen, wenn der Nacken einmal seine volle Extensionsbewegung erreicht hat. Folgen Sie weich dieser Beugung nach vorne, bis das Kinn so weit zum Brustbein hin gebeugt ist, wie es noch als angenehm empfunden wird. Diese Kombinationsbewegung kann einige Male widerholt werden.

Anmerkung

Ist ein voller Bewegungsspielraum von der Halswirbelsäule her gegeben, wird das Kinn eine komplette Kreisbewegung während dieser Bewegung beschreiben. Sollte keine komplette Kreisbewegung möglich sein, kann es

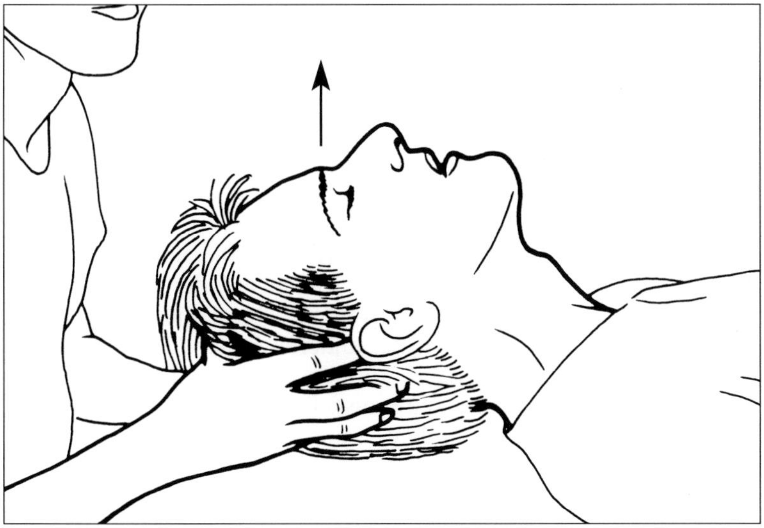

Abb. 84 Stufenweises Gleiten »Hühnchen«

notwendig sein, den Nacken nochmals zu behandeln.

Auffächern der Dornfortsätze (»Buttermesser«)

Mit einer Hand stützen sie ganz den Kopf und bringen ihn in Flexion Richtung Brustbein. Sie setzen dann den Zeigefinger der anderen Hand zwischen die Dornfortsätze zweier angrenzender Halswirbel *(Abb. 82).* Langsam lassen Sie den Kopf zur Liege zurücksinken. Gleichzeitig heben Sie den Finger, der sich zwischen den Dornfortsätzen befindet, sanft etwas an *(Abb. 83).*

Anmerkung

Sollte das Anheben des Fingers dem Patienten unangenehm sein, können Sie es auch weglassen.

Stufenweises Gleiten (»Hühnchen«)

Mit beiden Händen umfassen Sie den Kopf wie in *Abbildung 79* gezeigt und geben einen weichen Druck in Richtung Wirbelsäule. Dies wird Ihnen helfen, die Bewegung während der folgenden Übung zu kontrollieren. Während Sie den sanften Druck beibehalten, heben Sie behutsam den Kopf gerade hoch in Richtung Zimmerdecke *(Abb. 84).* Dann bringen Sie den Kopf in die Neutralposition zurück, so daß er auf der Unterlage ruht. Diese Übung mehrere Male durchführen. Bei korrekter Durchführung werden Sie spüren, wie jeder Wirbel einzeln nach anterior über den kaudal liegenden hinweggleitet, während sie den Kopf anheben. Man produziert eine »Pick-Bewegung« ähnlich der Bewegung eines Hühnchens beim Gehen.

Anmerkung

Es ist wichtig, daß das Gesicht des Behandelten exakt nach oben zur Decke zeigt. Bei dieser Übung wird der Nacken weder flektiert noch extendiert.

Rücken

Seitliches Wiegen in Bauchlage

Diese Technik ist eine gute Flexibilitätsübung für den Anfang, um relativ steife Wirbelsäulen zu mobilisieren, da sie die Wirbelsäule wenig belastet und dennoch die Bewegung fördert. Sie läßt sich ebenfalls als integrierende Bewegung anwenden.
Mit einer Hand wiegt man das Becken des Patienten sanft, jedoch fest genug, bis sich eine Bewegung durch die ganze Wirbelsäule hinauf in die oberen Segmente ausbreitet. Mit der freien Hand können Sie zusätzliche Wiegebe-

wegungen in einem spezifischen Bereich der Wirbelsäule hinzufügen, oder Sie können einen flächigen Kontakt mit Wirbelsäule und Brustkorb aufnehmen, um das Wiegen des gesamten Rumpfes zu unterstützen.

Sakrospinale Balance (»Katzenpfote«)

1. Legen Sie eine Handfläche breit auf das Kreuzbein des Patienten, die andere flach auf dessen untere Lendenwirbelsäule. Sanft, jedoch mit festem Druck, schieben Sie nach ventral (tischwärts) auf das Kreuzbein. Fühlen Sie mit der anderen Hand, ob die Bewegung des Kreuzbeins auf die Lendenwirbelsäule übertragen wird.
2. Lösen Sie langsam den Druck auf das Kreuzbein. Gleichzeitig geben Sie einen weichen Druck nach ventral zur Unterlage hin auf die Lendenwirbelsäule. Stellen Sie fest, ob sich als Antwort auf die Bewegung in der Lendenwirbelsäule das Kreuzbein bewegt.

Anmerkung

Sollte der Patient in irgendeinem Bereich der Wirbelsäule auf Druck mit Beschwerden reagieren bzw. sollte der Druck unangenehm sein, üben Sie dann in diesem Bereich keinen Druck aus.

3. Verringern Sie langsam den Druck auf die Lendenwirbelsäule. Gleichzeitig wird auf das Kreuzbein wieder Druck ausgeübt. Dann wandern Sie mit der anderen Hand, während Sie den Kontakt mit dem Kreuzbein beibehalten, etwas mehr nach kranial und wiederholen die Übung. Fahren Sie auf diese Weise fort, bis Sie mit der zweiten Hand bis auf den Kyphosescheitel der Brustwirbelsäule gewandert sind. Eine lockere Wirbelsäule wird eine feine Bewegung über ihre ganze Länge zulassen. Alle weniger beweglichen oder auf Berührung empfindlichen Bereiche benötigen zusätzliche Behandlung.

Wirbelsäule

Seitlage

Bei allen folgenden Übungen befindet sich der Patient in Seitlage, ein Kissen unterstützt den Kopf, damit die Wirbelsäule in einer Linie bleibt. Alle Übungen sind so ausgelegt, daß sie die Wirbelsäule in einer definierten Bewegungsebene flektieren. Die einseitig wirkenden Übungen sollten auf der anderen Seite wiederholt werden. Der Patient liegt dabei auch auf der anderen Seite. Alle unilateralen Übungen können zunächst zusammen auf einer Seite ausgeführt werden, bevor Sie auf die andere Seite drehen lassen. Bei allen Übungen wird Wert darauf gelegt, daß sie langsam und ohne Anstrengung weder für den Behandelten noch den Behandler ausgeführt werden.

Lumbale Seitneigung (»Pumpen«)

Der Patient befindet sich in Seitlage mit dem Gesicht zum Behandler gerichtet, die Knie gebeugt und zur Brust hin hochgezogen. Mit einer Hand umfassen Sie seine Knöchel. Die andere Hand liegt flach auf der Lendenwirbelsäule. Heben Sie seine Beine auf Höhe der Sprunggelenke behutsam gerade in Richtung Zimmerdecke so weit, wie es dem Patienten nichts ausmacht. Fühlen Sie die Bewegung im Lumbalbereich und vergewissern Sie sich, daß dort keine Zugspannung auftritt und daß das Becken nicht auf den Tisch zurückrollt.
Lassen Sie die Beine zur Liege zurücksinken und wiederholen Sie die Pumpbewegungen mit konstantem Rhythmus einige Male. Diese Übung sollte auf beiden Seiten wiederholt werden, da sie den tischnahen Teil der Wirbelsäule »öffnet« *(Abb. 85).*

Lendenwirbelsäule

Flexion und Extension (isotonische Übung)

Der Patient liegt in Seitlage, sein Gesicht zeigt zum Behandler hin, die Knie sind gebeugt und zur Brust gezogen. Mit einer Hand umfassen Sie die Knöchel, die andere Hand liegt flach auf der Lendenwirbelsäule. Setzen Sie seine

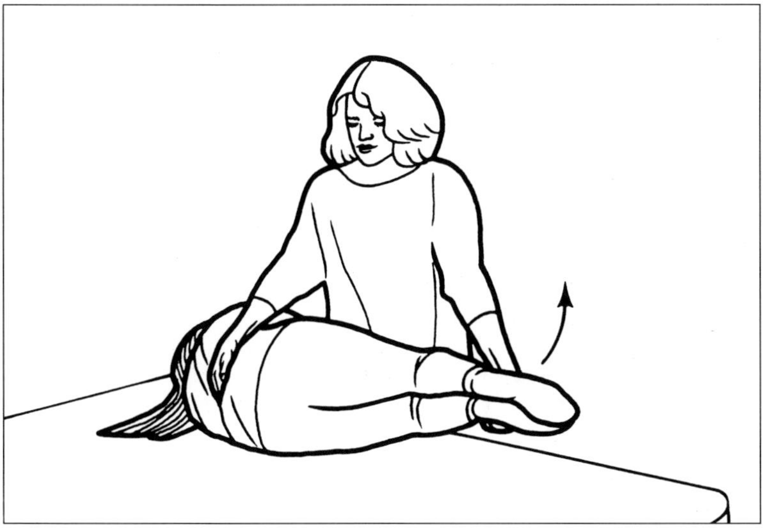

Abb. 85 Lumbale Seitneigung »Pumpen«

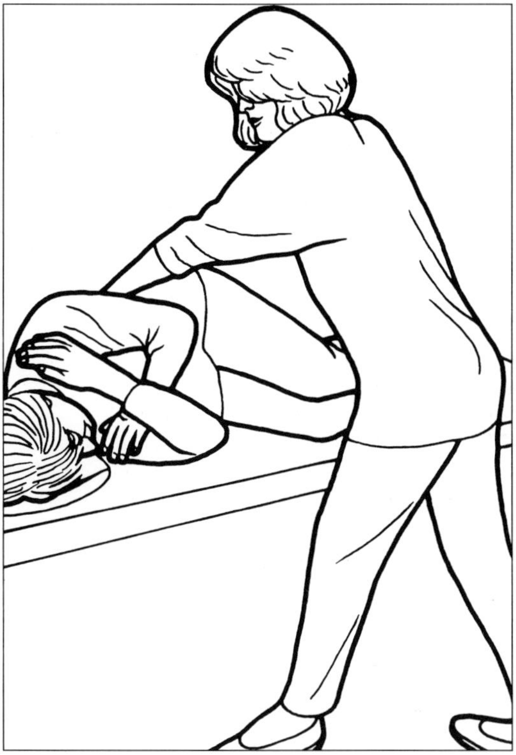

Abb. 86 Ausgangslage der isotonischen Übung für die LWS.

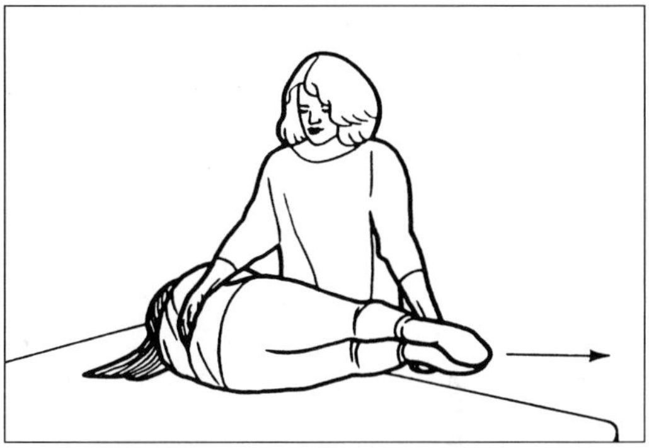

Abb. 87 Strecken der Beine zur isotonischen Übung für die LWS.

Knie an Ihre Brust bzw. Hüfte wie in *Abbildung 86*. Bei dieser Übung benützen Sie Ihren Körper, um den Bewegungen der Person einen Widerstand entgegenzusetzen. Es ist deshalb wichtig, daß Sie einen festen Stand haben und Ihre Wirbelsäule beschwerdefrei aufgerichtet ist. Lassen Sie behutsam die Beine strecken. Geben Sie sanften Widerstand zur Streckbewegung über das ganze Bewegungsausmaß (d.h. Sie lassen die gestreckten Knie gegen sich schieben) *(Abb. 87)*.

Beachten Sie, daß die untere Lendenwirbelsäule leicht in Flexion geht und gegen Ihre Hand drückt, während diese Bewegung ausge-

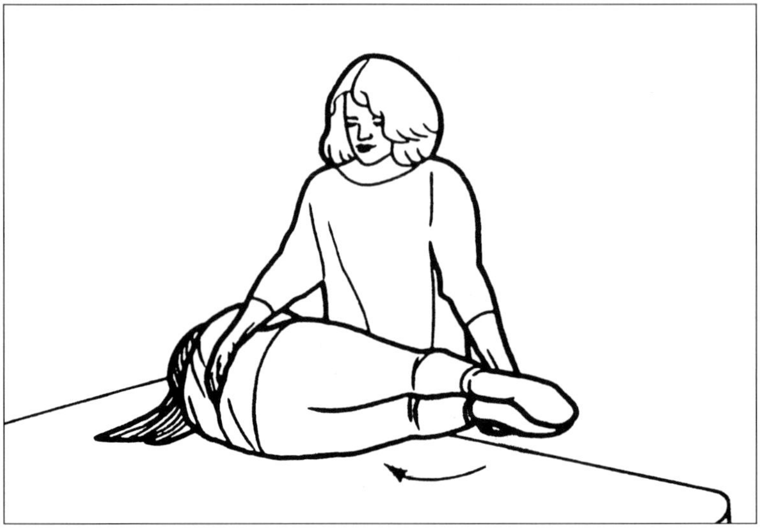

Abb. 88 Federn der Fersen zum Gesäß.

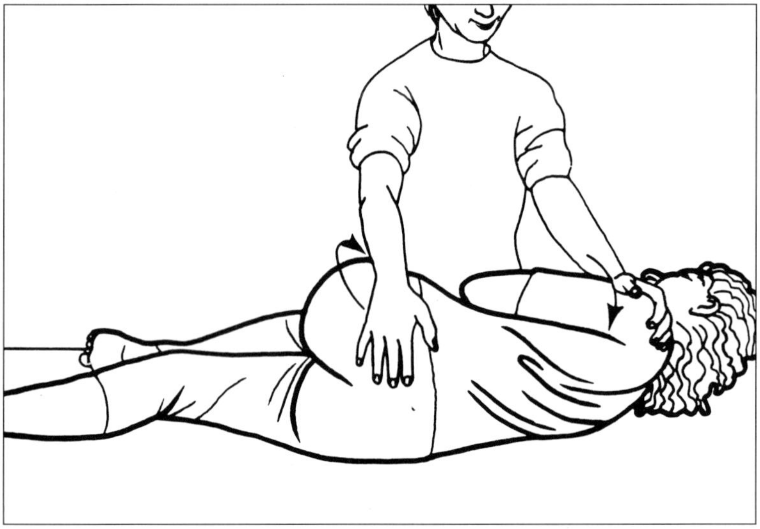

Abb. 89 Rotationsübung

führt wird. Sie können dazu auffordern, den unteren Rücken gegen Ihre Hand zu schieben, während die Streckbewegung mit den Beinen gemacht wird, damit Ihre Aufmerksamkeit auf die Wirbelsäule gerichtet bleibt.
Bringen Sie die Knie in die Ausgangsposition und wiederholen Sie die ganze Übung einige Male. Idealerweise werden die Streck- und Beugebewegungen in einer kontinuierlich fließenden Bewegung ohne Zwischenpause vollzogen.

Anmerkung

Sollten Sie die Beine mit einer Hand nicht leicht und ohne Anspannung umfassen und führen können, ist es besser, beide Hände zu benutzen und dafür den Kontakt mit der Lendenwirbelsäule aufzugeben.

Spinal bounce (»fanny kick«)

Verwenden Sie dieselbe Ausgangsposition wie für die beiden vorangegangenen Übungen.

Behutsam federn Sie die Fersen des Patienten zu seinem Gesäß hin (als ob er seine Fersen nach hinten schlagen würde). Unterstützen Sie den unteren Rücken, falls notwendig. Wiederholen Sie diese »Kickbewegungen« einige Male *(Abb. 88)*.

Dehnen und Rotieren

Der Patient liegt in Seitlage, das untenliegende Bein gestreckt, das obenliegende gebeugt. Ziehen Sie den untenliegenden Arm nach vorne, damit er auf der Schulterrückseite zu liegen kommt und nicht genau auf dem Oberarmkopf. Diese Stellung wird die Wirbelsäule auf natürliche Weise in Rotation bringen.
Sie stehen vor dem Patienten mit einer Hand auf dem hinteren Teil seiner Hüfte, der anderen am vorderen Teil seiner Schulter. Dehnen Sie die Wirbelsäule sanft, indem Sie die Schulter nach hinten rollen und die Hüfte nach vorne zu sich herziehen *(Abb. 89)*.
Dies ist keine gewaltsame Rotation oder Manipulation der Wirbelsäule. Es ist eine weiche, angenehme, langsame Dehnung. Sollte eine konstante Dehnung unangenehm sein, können Sie leicht das Becken des Patienten zu sich wiegen oder die Schulter nach hinten, als ob Sie die Dehnbewegung beginnen wollten.
Der so Behandelte mag folgende Variante angenehmer finden: Sie setzen ihren gebeugten Arm mit der Innenseite Ihres Ellbogens auf den hinteren Teil der Hüfte der Person, Ihr Unterarm liegt parallel zur Linie der Wirbelsäule. Verwenden Sie Ihren Ellbogen, um die Hüfte der Person zu sich herzuziehen und führen bzw. kontrollieren Sie die Dehnung der Wirbelsäule mit Hand und Unterarm, während Sie die Schulter des Patienten nach hinten rollen.

Ausbildungsmöglichkeiten und Ausbildungsgang

Das Deutsche Institut für Ortho-Bionomie bietet eine strukturierte Ausbildung zum Ortho-Bionomie-Behandler und Therapeuten an. Andererseits können Kurse einzeln als Fortbildung besucht werden. Diese Kurse werden später gegebenenfalls als Teil der strukturierten Ausbildung anerkannt.
Zur strukturierten Ausbildung in zwei Stufen gehören:
1. In der Behandlerausbildung 10 Wochenendseminare und ein Residential (5–6 Tage Seminar). Mit einer Prüfung kann das Behandlerzertifikat erworben werden, mit dem die internationale Anerkennung als Practioner verbunden ist. Das Institut empfiehlt als Einstieg in die Ausbildung die Teilnahme an einem Grundkurs.
2. Für die Ausbildung zum Therapeuten weitere 10 Kurse und ein weiteres Wochenseminar.

Schwerpunkte der Behandlerausbildung sind strukturelle und funktionelle Techniken zur Behandlung des Stütz- und Bewegungsapparates sowie die reflektorische Beeinflussung innerer Organsysteme.
Schwerpunkt der Therapeutenausbildung ist neben der Erweiterung und Vertiefung der strukturellen und funktionellen Techniken die Einbeziehung energetischer Techniken und somatopsychischer Ansätze. Hierzu gehört auch die Therapie der Folge traumatischer Erfahrungen.
Für viele Kurse besteht die Möglichkeit einer Teilnahme unabhängig von der strukturierten Ausbildung.

Anmeldungen und Informationen:

Deutsches Institut für Ortho-Bionomie
Michaela Wiese
Buttenwegle 10
72108 Rottenburg
Tel. 0 74 72/2 47 96
Fax 0 74 72/2 40 31

Dr. med. Klaus Weber
Bochinger Schlössle
am Ankerzentrum
72108 Rottenburg
Tel. 0 74 72/2 41 55
Fax 0 74 72/2 40 31

Literatur

Besson, Ph.-G.: L'Ortho-Bionomy, un nouveau système thérapeutique. Thérapie Manuelle, Genf 1986, S. 83–93

Bienvenu, A.: Ortho-Bionomy, Association Francaise D'Ortho-Bionomy, Paris 1991

Brand, J.: Die manuelle Therapie nach Meridiandiagnostik. raum & zeit Verlag, Gehrden 1961

Chapman, F.: An Endocrine Interpretation of Chapman's Reflexes. American Academy of Osteopathy. 5. Aufl., Ohio 1986

Garfield, L.S.: Ortho-Bionomy: A New System of Healing. Holistic Health. San Francisco 1989, S. 23/24 u. 52

Kain, K.: Ortho-Bionomy. Selbstverlag, Berkeley 1988

Maigne, R.: Die manuelle Wirbelsäulentherapie. Hippokrates, Stuttgart 1961

Sachse, J., Schildt, K.: Manuelle Untersuchung und Mobilisationsbehandlung der Wirbelsäule. Methodischer Leitfaden. Volk und Gesundheit, Berlin 1989

Weber, K.: Ortho-Bionomy, Mitteilungen für energetisch-statisch tätige Behandler. Wittenbach 1992, S. 53–55

Weber, K.: Ortho-Bionomy. In: Dokumentation der besonderen Therapierichtungen und natürlichen Heilweisen in Europa. Bd. V., 2. Halbband. VGM, Essen 1992

Kraniosakrale Therapie

William M. Allen; übersetzt und bearbeitet von Klaus Weber

Einführung

Im folgenden Beitrag wird die kraniosakrale Therapie vorgestellt, eine eigenständige Form der Körperarbeit, die die Auflösung körperlicher und energetischer Blockaden, Bewegungseinschränkungen und Fixierungen ermöglicht. Neben einer Übersicht über Theorie und Praxis der kraniosakralen Therapie soll noch der Arbeitsansatz verschiedener Schulen der Methode dargestellt und diskutiert werden. Darüber hinaus wird auf einige Möglichkeiten und Grenzen der Methode eingegangen.

Begriffserklärung

William Garner Sutherland (1873–1954) prägte den Begriff Primärer Respiratorischer Mechanismus (PRM) für einen Komplex metabolischer und regulatorischer Vorgänge, der folgende Elemente umfaßt:

- die unwillkürliche, spontane Bewegung des zentralen Nervensystems (Gehirn und Rükkenmark);
- die Fluktuation des Liquors;
- die Funktion der intrakranialen und intraspinalen bindegewebigen Membranen unter den Aspekten ihrer Steuerung;
- die physiologische geringfügige Bewegung der Schädelknochen;
- die unwillkürliche Bewegung des Sakrums zwischen den Ossa ilia.

Der PRM wird in diesem Beitrag synonym für den kraniosakralen Komplex verwendet. Mit dem Begriff kraniosakrale Therapie wird allgemein die Behandlung des PRM, nicht aber eine spezielle Form der kraniosakralen Therapie bezeichnet. Sie entstand auf der Grundlage anatomischer und physiologischer Beobachtung, auf klinische Symptome und strukturelle Probleme ausgerichtet im Gegensatz zu anderen Richtungen der Körperarbeit, die mehr psychisch und psychosomatisch orientiert sind.

Über das ZNS und seine Verbindungen zum Gefäßsystem beeinflußt der PRM den ganzen Körper, alle Organe und auch die hormonelle Regulation. Im PRM findet das Selbst (das Leben in seiner individuellen Ausprägung) seinen wohl wichtigsten und tiefsten Ausdruck auf der physischen Ebene. So wie der Atem den Gefühlszustand eines Menschen spiegelt *(Boadella* 1987), kann der PRM als fundamentaler und existentieller Ausdruck des Selbst gesehen werden.

Bei dieser Art der Körperarbeit nutzt der Therapeut feine behutsame Berührungen, um Energiemustern des Patienten zu folgen und sich ihnen anzupassen. Damit werden diese Muster gelöst (Lösung – Erklärung s.o. bei Ortho-Bionomie) oder gewandelt. Diese Änderungen können von emotionalen Lösungen begleitet sein. Diejenigen, die an der Arbeit mit einer tiefergehenden psychophysischen Dynamik interessiert sind, finden in dieser Therapie eine Möglichkeit, die Entfaltung tiefliegender psychischer Ebenen (Bewußtseinsschichten) und Muster zu fördern.

Geschichte

Sutherland war ursprünglich Journalist und schloß erst später noch eine medizinische Ausbildung an. 1899, als Student an der American School of Osteopathy in Kirksville, Missourie, fiel ihm beim Studium eines menschlichen Schädels etwas Eigenartiges auf. Er bemerkte, daß der Schädel in der Schläfenregion abgeschrägte Artikulationsflächen aufwies. Dies war der erste Schritt zu seiner Erkenntnis, daß der Schädel Teil eines Respirationssystems (Stoffaustauschsystem) ist *(Harakal* 1981, *Magoun* 1967). Er beschrieb es so: »Wie ein Blitz kam mir der Gedanke ... (der Schädel) ist abgeschrägt wie die Kiemen eines Fisches und weist damit auf die Gelenkbeweglichkeit hin,

die für einen Atemmechanismus notwendig ist« (zit. nach *Magoun* 1976).
Sutherland konnte sich von dem Gedanken, daß sich die Schädelknochen wie bei einem Atemvorgang bewegen, nicht lösen. Deswegen stellte er sich die Aufgabe, die Unrichtigkeit seines Gedankens zu beweisen. »Die nächsten 20 Jahre beschäftigte er sich mit dem Thema und erforschte die Frage mit nur wenig mehr Hilfsmitteln als dem Studium der Schädelknochen ... Je tiefer er in die Materie eindrang, desto plausibler schien seine Ursprungsannahme zu werden« (zit. nach *Magoun* 1976).
1932 wurde ihm erlaubt, seine Ergebnisse auf einem Osteopathenkongreß vorzustellen, aber erst 1940, nach der Veröffentlichung seiner früheren Arbeiten, erhielt er die offizielle Anerkennung seines Berufsverbandes.

Theorie und gedanklicher Hintergrund

Sutherland betrachtete den von ihm beschriebenen physiologischen Komplex als

- primär, weil er in direktem Zusammenhang mit der Gewebsatmung des ZNS steht, das seinerseits den übrigen Körper kontrolliert;
- respiratorisch, weil er direkt den Flüssigkeitsaustausch betrifft, der für einen normalen Metabolismus und eine normale Biochemie notwendig ist ... nicht nur im ZNS, sondern in allen Körperzellen.
- Mechanismus, weil alle Teile als Einheit gemeinsam diese grundlegende physiologische Leistung erbringen.

Der zweiphasige innere Atemzyklus löst simultan eine Bewegung aller Teile aus, die sich in einer minimalen Erweiterung und darauf Verkleinerung der Schädelkalotte zeigt *(Abb. 90).*
Kraniosakrale Rhythmen sind von Natur aus glatt, ausgewogen, harmonisch und frei fließend. Dieser Kranialer Rhythmischer Impuls (KRI) genannte Zyklus soll von der Fluktuation der zerebrospinalen Flüssigkeit beeinflußt werden. Die normale Frequenz des KRI beim Menschen beträgt 6–12 Zyklen pro Minute. Entsprechend der Mechanik eines solchen zusammenhängenden Systems löst die Bewegung eines Teiles des PRM automatisch eine Bewegung aller anderen Teile aus. Der PRM kann direkt durch äußere Faktoren gestört werden. Dazu gehören physische und psychische Traumen, Entzündungsprozesse und verschiedenste Krankheiten. Kraniosakrale Rhythmen können ebenso indirekt gestört werden, wenn Muster, die durch Traumen, schwere Krankheit, emotionale Einflüsse oder die psychische Struktur verursacht werden, ihren natürlichen Fluß stören. Diese Bedingungen können durch einen erfahrenen Kranialtherapeuten mit der Wiederherstellung einer freien Bewegung des PRM behandelt werden *(Magoun* 1976). Die Therapie, die sich aus der Arbeit Sutherlands entwickelte, wird heute allgemein als kraniale Osteopathie bezeichnet.

Besonderheiten der therapeutischen Vorgehensweise

Während der Behandlung hält der Kraniosakraltherapeut verschiedene Stellen des Körpers, vor allem den Kopf und das Sakrum des Patienten, und spürt den feinen kraniosakralen Rhythmen nach. Indem er ihnen folgt, mit den Mustern geht, die er entdeckt, hilft er auf sanfte Art, Blockierungen zu lösen und die natürliche Fähigkeit zur Selbstheilung zu verbessern (*Allen* 1988, *Barral* u. *Mercier* 1983, *Feely* 1983, *Frymann* 1979, 1980, 1981, *Magoun* 1976, *Upledger* u. *Vredgewood* 1983).

Um es noch einmal zu betonen: Anstatt betont aktive und forcierende Techniken zu gebrauchen, die den Körper frei machen, wendet die kraniosakrale Therapie sehr leichte Berührungen an, die dem Körper helfen können, Harmonie, Balance und Freiheit der Bewegung wiederherzustellen. Sie nutzt sehr sanfte (weiche) Techniken zur Behandlung des Körpers, um ihn von physischen Blockierungen zu befreien, muskuläre Verspannungen aufzulösen und den Körper zu reorganisieren. Dieser sanfte Zugang ist sehr effektiv, denn der Therapeut unterstützt nur die eigenen Bemühungen des Patienten um eine optimierte

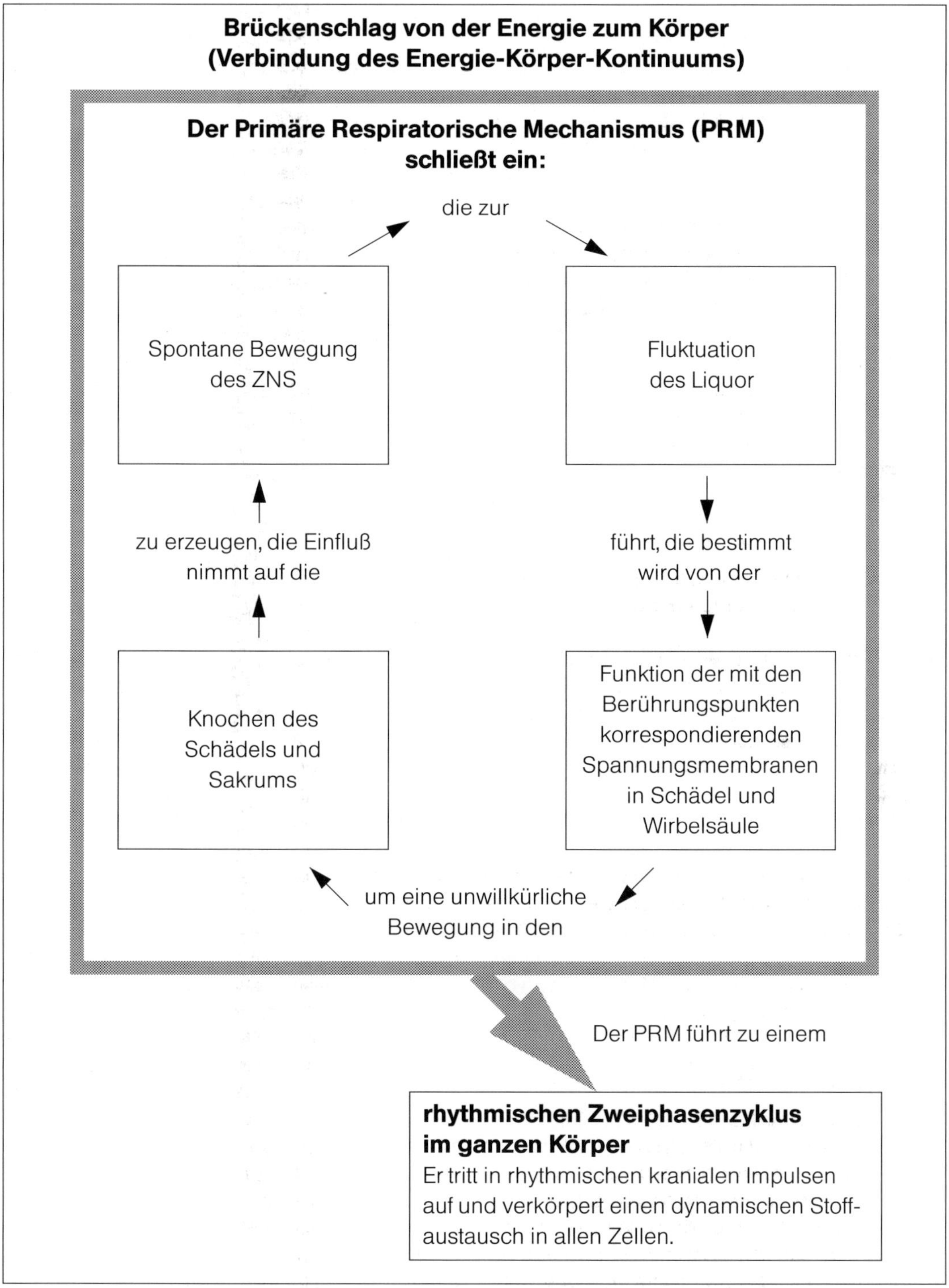

Abb. 90 Kontinuierliche Verbindung zwischen Energie und Körper.

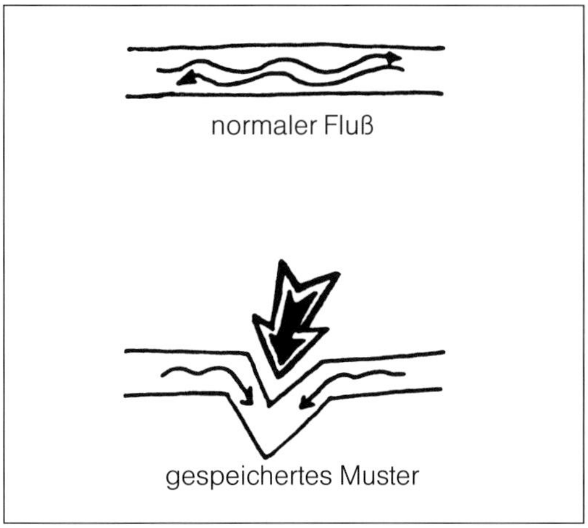

Abb. 91 Auswirkung eines Traumas.

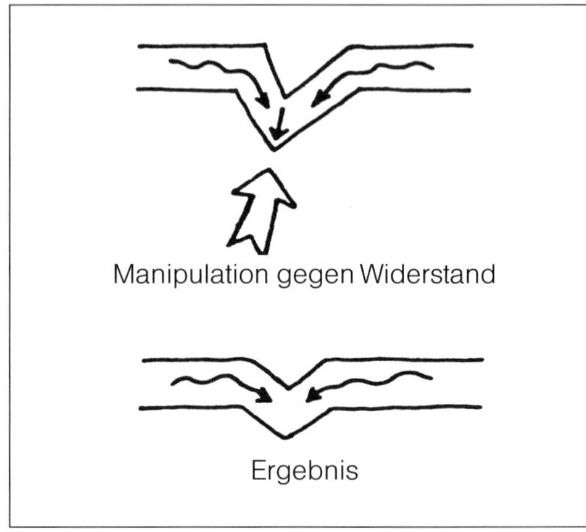

Abb. 92 Direkte Manipulation.

Situation. Dadurch vermeidet er einen Widerspruch zwischen seinem Handeln und dessen Schutzreflexen.

Mir ist es wichtig, neben der Lehre der Technik und Theorie der kranialen Osteopathie die Prinzipien, die hinter der kraniosakralen Therapie stehen, zu vermitteln. Nur so kann der Therapeut eine neue therapeutische Qualität in seine Arbeit einbauen und in der Therapie ein neugewonnenes tiefergehendes Verständnis von Gesundheit und Heilung integrieren.

Es gibt einige Abstufungen bezüglich der Subtilität der Arbeit in der kraniosakralen Therapie. Manche Schulen arbeiten eher direkt, andere eher indirekt. Im folgenden wird der unterschiedliche Zugang verschiedener Schulen dargestellt, wobei ich mit dem am direktesten arbeitenden Ansatz beginne und zuletzt eine sehr indirekt vorgehende Richtung vorstelle.

Technik des Release (Lösen)

Physiotherapie und manuelle Therapie wenden bisher meist die direkte, zielgerichtete Manipulation an, um körperliche Einschränkungen zu behandeln. Beispiele dafür sind Blockierungen und unphysiologische oder nach unterschiedlichsten Traumen gespeicherte pathologische Funktionsmuster, z.B. Kontrakturen *(Abb. 91* und *92).*

Upledger setzt in der kraniosakralen Therapie wenig direkte Techniken der Manipulation ein. Die von ihm gelehrte Technik der kraniosakralen Therapie ist eine Modifikation der von *Sutherland* entwickelten kranialen Osteopathie. *Upledger* entwickelte einfache Lösungstechniken für die eingeschränkten Körperregionen. Die Behandlung geht dabei in mehreren Schritten vor. Zunächst wird das Gewebe in die Richtung bewegt, die keinen Widerstand bietet und den höchsten Freiheitsgrad an Beweglichkeit aufweist. Diese Vorgehensweise ist der direkten Manipulation genau entgegengesetzt, bei der das Gewebe gegen den Widerstand bewegt wird, um eine größere Beweglichkeit zu erreichen (z.B. Dehnung bei der Kontraktur). Erst nach diesem ersten Schritt manipuliert *Upledger* das Gewebe in Richtung der Einschränkung.

Er beginnt stets mit der Untersuchung des umgebenden Gewebes hinsichtlich seiner Beweglichkeit. Dann schiebt er das umgebende Gewebe sanft in die als am freiesten gefundene Richtung so weit weg von der blokkierten Richtung, bis in dieser Dehnung der erste leichte Widerstand auftritt. Die Position wird gehalten, bis im Gewebe ein Lösen, eine Entspannung spürbar wird. Als nächstes manipuliert er das Gewebe in Richtung der Bewegungseinschränkung, bis auch dort das Lösen eintritt *(Abb. 93).*

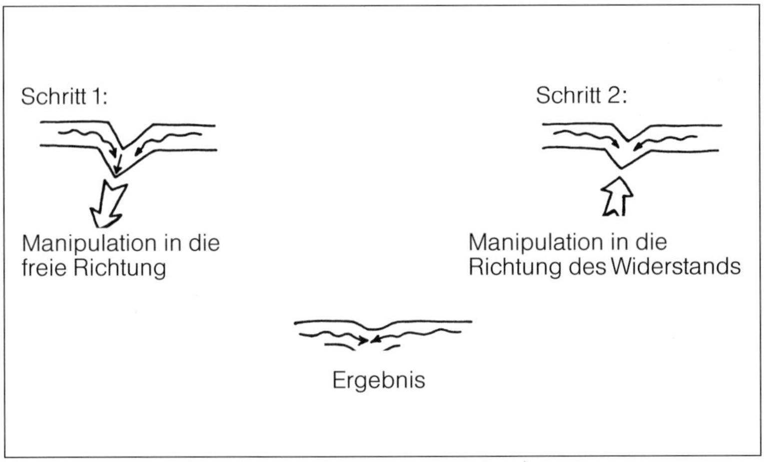

Abb. 93 Technik des Release (Lösen): Schritt 1 und 2.

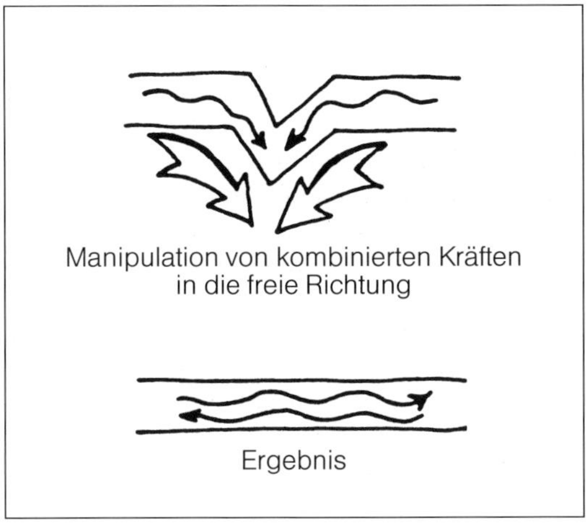

Abb. 94 Technik des Unwinding (Entwringen).

Der Sinn, nacheinander in zwei gegensätzliche Richtungen zu arbeiten, liegt darin, das Gewebe zunächst nur auf einer Bezugsebene oder zweidimensional zu behandeln. Das Ergebnis ist ein zweidimensionales Lösen des Gewebes z.B. in der Vertikalen. Anschließend wird die Technik aus einem anderen Winkel, z.B. der Horizontalen oder einer anderen Bewegung wie der Rotation oder der Beugung, wiederholt, um das Gewebe in den anderen Richtungen zu lösen.

Upledger vereinfachte *Sutherlands* Vorgehensweise und machte sie dadurch leichter zugänglich und leichter erlernbar. Er nutzt diese mehr direkte Vorgehensweise, die durch ihren schrittweisen Aufbau wenig kompliziert ist. Sie ist deswegen leichter zu erlernen als Sutherlands Technik, weil sie weniger Anforderungen an die Fähigkeiten der Behandler bei der Palpation stellt. In *Upledgers* Schule wird die kraniosakrale Therapie systematisch in einige schematische Vorgehensweisen geordnet, die in jeder Situation angewandt werden können.

Technik des Unwinding (Entwringen)

Die Technik von *Sutherland* dagegen bietet, obwohl sie schwieriger ist, da sie stets eine Analyse des jeweiligen Ist-Zustandes erfordert, noch subtilere und tiefreichendere Einsatzmöglichkeiten der kraniosakralen Therapie. Er hatte eine mehr komplexe Vorgehensweise für die kraniosakrale Therapie entwikkelt. Seine Techniken sind auch schwieriger und verlangen größere Fertigkeiten, weil nicht eine Richtung nach der anderen, sondern vertikale, horizontale und sagittale Ebene gleichzeitig behandelt werden.

Unter Beibehaltung des Prinzips, daß die Manipulation nur in die freie Richtung statt gegen den Widerstand vorzunehmen ist, strebte er an, die verschiedenen freien Bewegungsrichtungen im Gewebe in einer alle Faktoren berücksichtigenden kompositen (komplexen) Manipulation zugleich zu behandeln.

Dieses Verfahren kann mehr erreichen als das einfache Lösen, das eine Mobilisierung des Gewebes in einer Richtung darstellt. Es kann damit der Belastungsfaktor (die Überlastung), der die Einschränkung verursacht, beseitigt werden. Dieser Vorgang wird als Unwinding (Entwringen) des belasteten Gewebes bezeichnet *(Abb. 94)*.
Mit dieser Technik wird der zweite Schritt des Lösens überflüssig, in der das Gewebe zurück gegen den Widerstand manipuliert wird. Die Befreiung des Gewebes von der ursächlichen Überlastung stellt eine tiefgreifendere Therapie dar als das Lösen mit seinen aufeinanderfolgenden Manipulationen in die verschiedenen Richtungen.

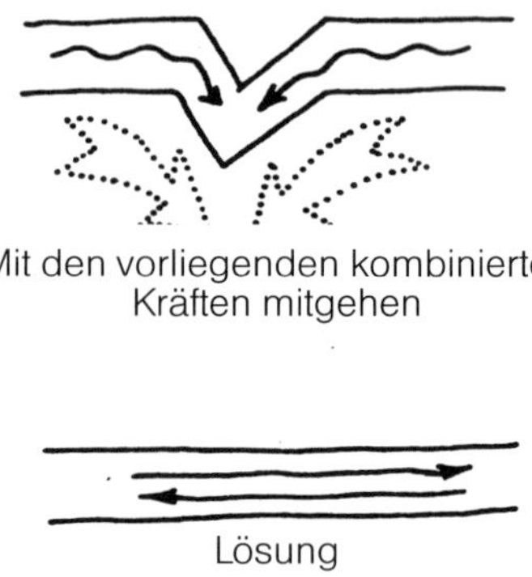

Abb. 95 Technik des Unfolding (Entfalten).

Technik des Unfolding (Entfalten)

Ich möchte Ihnen noch eine weitere Vorgehensweise vorstellen. Eine Vorgehensweise, die Ihnen einen Paradigmenwechsel abverlangt, einen Wandel hinsichtlich Ihrer Haltung und Grundvorstellungen zum Thema Therapie. Dieser Wechsel stellt die Überzeugung in Frage, wir müßten unsere Patienten ändern, reparieren, wiederherstellen oder heilen. Nahezu alle Therapien, die kraniosakrale Therapie mit eingeschlossen, gehen davon aus, daß es etwas gibt, das einer Korrektur bedarf, daß es eine richtige oder falsche Art gibt, wie etwas ist, und daß Therapie darin besteht, das Falsche zu korrigieren.
Ich möchte Ihrer Therapie eine neue Dimension hinzufügen. Von diesem Standpunkt aus können Sie den physischen Zustand und Ausdruck des Körpers aus einem völlig anderen Blickwinkel betrachten. Ausgangspunkt ist die Annahme, daß jeder körperliche Zustand, auch wenn er üblicherweise als Problem verstanden wird, eine Bedeutung hat und in diesem Zustand bereits die Lösung des Problems verborgen liegt. Es geht nicht darum, diesen Zustand loszuwerden, sondern, während wir mit ihm arbeiten, seine volle Entfaltung unterstützen, indem wir den Prozeß beobachten, ohne ihn zu manipulieren. Deswegen zielt diese Vorgehensweise darauf ab, mit den Mustern zu arbeiten, die hinter dem aktuellen Zustand stehen, die ihm zugrunde liegen. Die Lösung für die Probleme eines jeden Zustandes liegt in der Vollendung des Prozesses, der dem jeweiligen Zustand innewohnt *(Abb. 95)*.
Um dies zu erreichen, bedarf es des völligen Wandels in der Einstellung und Haltung des Therapeuten hin zu einer Haltung der hingebungsvollen und aufmerksamen Präsenz. Unter hingebungsvoller Präsenz verstehe ich einen Zustand vollständiger Verfügbarkeit ohne Verlust der eigenen Mitte, in dem ich Beobachter bin, ohne zu urteilen oder lenkend einzugreifen.
Um mit jemandem arbeiten zu können, muß der Therapeut in sich selbst zuerst den Anteil entdecken, in dem er jene hingebungsvolle Präsenz verkörpern kann. Dabei versucht er so gut als möglich seine persönlichen Vorurteile darüber, was richtig ist, abzulegen und für den Patienten präsent und verfügbar zu werden. Je mehr es dem Therapeuten gelingt, dieses Maß der Präsenz aufrechtzuerhalten, desto mehr ist er für den Patienten verfügbar. Die Vorgehensweise des Annehmens beseitigt Erwartungsängste und eröffnet so den Patienten mehr Möglichkeiten, sich auf ihre eigene Art und Weise zu entfalten und Schwierigkeiten zu lösen. Es wird also kein Problem beseitigt, sondern eine Lösung dafür gefunden, was hinter dem Problem steht.

Jede dieser drei grundlegenden Vorgehensweisen, die Technik von Release, Unwinding und Unfolding, haben in der kraniosakralen Therapie für mich eine große Bedeutung. Ich respektiere sowohl *Sutherlands* wie *Upledgers* Ansätze, die beide einen wichtigen Beitrag für die Körpertherapie darstellen. Zusätzlich biete ich das Unfolding als eine weitere Möglichkeit für unser Therapieverständnis an.

Die Arbeit mit dem PRM und dem sehr feinen kraniosakralen Rhythmus im Körper erfordert eine weichere Vorgehensweise als die traditionellen Körpertherapien und verlangt mehr Respekt vor der Antwort des Körpers auf die therapeutische Berührung. Die Ergebnisse sprechen für sich selbst und beweisen, daß die nicht-forcierende Vorgehensweise eine effektive und wertvolle Form der Therapie darstellt. Um Ihnen einen Eindruck davon zu geben, wie die Anwendung der hingebungsvollen Präsenz und die nicht-manipulative Vorgehensweise aussehen können, möchte ich Ihnen einen kurzen Überblick geben.

Behandlung

Ich werde Ihnen die vier für die Durchführung grundlegenden Schritte und einige Grundtechniken der kraniosakralen Therapie beschreiben:

Schritt 1: Vorbereitung des Therapeuten.
Schritt 2: Untersuchung des Patienten.
Schritt 3: Behandlung, bei der der Therapeut die Körpertherapie so einsetzt, daß die Lösung gespeicherter oder blokkierter Energie im Patienten unterstützt wird.
Schritt 4: Abrunden und Vollenden des Prozesses durch erneute Untersuchung des Patienten.

Schritt 1: Sammlung des Therapeuten

Der Therapeut bereitet sich auf die Therapiesitzung vor, indem er zunächst seine Aufmerksamkeit auf seinen eigenen Gesamtzustand lenkt. Dann sammelt er sich und versucht dabei einen möglichst zentrierten Zustand hinsichtlich Gemüt, Körper und Geist zu finden. Wenn ihm das gelingt, kann der Therapeut überwechseln zu einem Zustand der hingebungsvollen Präsenz. Er sucht nicht nach Problemen oder Körperregionen, die er mit der Vorstellung, eine Person zu verbessern, behandeln könnte. Je weniger er sich ein Urteil darüber bildet, was für einen Patienten gut ist, desto eher ist er in der Lage, ihm kein Vorurteil aufzuzwingen, wie er zu sein hätte. Die Vorurteilsbildung kann die Möglichkeiten des Patienten nur einschränken. Wenn der Therapeut die Situation (die vorliegenden Bedingungen) nicht beurteilt, kann er den Prozeß akzeptieren wie er ist und mit ihm arbeiten.

Mit der Fähigkeit zur hingebungsvollen Präsenz und der Herstellung einer Verbindung zum Patienten gewinnt der Therapeut eine Haltung, die eine Verbindung von Annehmen und Einfühlen ermöglicht.

Schritt 2: Untersuchung des Patienten

Es ist wichtig, daß der Therapeut vor Behandlungsbeginn den Patienten von Kopf bis Fuß untersucht. So kann er besser einschätzen, wie die Veränderungen in einer Körperregion sich auf die anderen Bereiche oder auf den Körper als Ganzes auswirken. Eine Änderung in einem Bereich kann eine nachteilige Auswirkung auf einen anderen Bereich haben, wenn die Sekundärzone nicht darauf vorbereitet ist, mit den Veränderungen, die durch die Behandlung der Primärregion bedingt sind, umzugehen. Deshalb ist es wichtig, daß der Therapeut in der Lage ist, den Fortschritt im körperlichen Befund einzuschätzen und entsprechend mit den Sekundäreffekten umzugehen. Dadurch unterstützt er Harmonie und Balance im ganzen Körper.

Untersuchungsgang

Der Patient liegt auf dem Rücken. Der Therapeut analysiert den Patienten in körperlicher und energetischer Hinsicht, wobei er Pulsationen, Rhythmen und die vom Körper ausgehenden Energiemuster berücksichtigt. Zu Beginn legt er auf beiden Seiten seine Hände auf eine Reihe von Körperstellen. Üblicherweise legt er seine Hände auf die Schultern des Patienten, an einige Stellen des Schädels, an Thorax, Taille, Hüften, Oberschenkel, Sakrum, Beine und Füße. Er erfühlt die natürlichen Körperrhythmen wie Herzschlag, kraniosakraler Rhythmus und Atmung. Jeder dieser Rhythmen löst eine Bewegung aus, die sich über das Fasziensystem im gesamten Körper widerspiegeln sollte. Wenn in einer speziellen Körperregion diese Pulsationen nicht spürbar sind, ist dies ein Hinweis auf eine körperliche oder energetische Blockierung oder Behinderung. Der Therapeut sucht dann nach dem Ursprung der Behinderung.

Zusätzlich spürt er dem nach, wo beim Patienten eine körperliche Beeinträchtigung vorliegt oder die Energie blockiert bzw. aufgestaut ist. Es gibt direkte Körperzeichen wie Muskelhartspann, Wärmeabstrahlung, Tremor usw. Weniger direkt ist es ein Bedürfnis oder ein Gefühl, das der Therapeut beim Patienten wahrnimmt. Das Gewebe kann bei der Palpation Qualitäten wie Weichheit oder Härte aufweisen. Es kann sich zusammengezogen oder überansprucht anfühlen. Die Struktur der Haut bietet ebenfalls Hinweise auf den Zustand des Körpers: so gibt es Farbunterschiede und einen unterschiedlichen Verschiebewiderstand, wenn die Finger über die Haut streichen.

Der Therapeut analysiert die verschiedenen körperlichen Muster und Reaktionsweisen und die Energie, die sich im Gewebe zeigt. Er sucht nach Streßmustern oder Veränderungen wie eine Verwringung oder eine Neigung zur Seitneigung (Seitneigungsmuster).

Die Auflösung somatoemotionaler Belastungen geht davon aus, daß der Körper die Fähigkeit hat, durchlebte Gefühle und Erfahrungen im Gewebe zu speichern *(Reich* u. *Lowen)*. Auch diese Informationsspeicherung kann als Energiemuster gespürt werden.

Von der Fähigkeit des Therapeuten, sich in konzentrierter Aufmerksamkeit und wacher Bewußtheit in den Zustand der hingebungsvollen Präsenz zu begeben, hängt es ab, wie gut er feine Bewegungen, Beeinträchtigungen und Energiemuster im Patienten entdecken kann. Da die hingebungsvolle Präsenz so außerordentlich wichtig ist, sollte er kontinuierlich an der Fähigkeit, diesen Zustand zu erreichen, arbeiten.

Schritt 3: Zusammenwirken von Therapeut und Patient

Zu Beginn jeder Behandlungseinheit (Session) bespricht der Therapeut mit den Patienten, was in dieser Sitzung angesprochen werden soll. Manchmal möchten sie, daß ein spezielles körperliches Problem angegangen wird, oder daß mehr an der Balance und Harmonie zwischen den verschiedenen Regulationssystemen, die zu ihrer Gesundheit beitragen, gearbeitet wird.

Reihenfolge des Vorgehens

Auf der Grundlage ganz unterschiedlicher Überlegungen entscheidet der Therapeut, was in welcher Reihenfolge zu tun ist. Üblicherweise wird in der kraniosakralen Therapie das Auftreten des kraniosakralen Rhythmus im ganzen Körper als Richtschnur genommen. Der Therapeut sollte bei der Festlegung des Behandlungsablaufes seine spezielle Erfahrung und alle weiteren ihm zur Verfügung stehenden therapeutischen Fähigkeiten mit einbeziehen. Folgende Gesichtspunkte sind zu beachten:

1. Verbale und non-verbale Rückmeldung des Patienten.
   Non-verbale Hinweise können unwillkürliche Bewegungen wie ein Zusammenzucken oder Erschauern sein, die als unbewußte Antworten des Körpers oder als Bewegung der Energie im Gewebe angesehen werden können.

2. Grundlage des individuellen Behandlungsschemas
   Wie schon erwähnt, folgt die Untersuchung des Patienten einem festgelegten Ablauf, indem der Therapeut nacheinander verschiedene kritische Zonen im Körper des Patienten überprüft. Darauf baut dann die Behandlung auf.

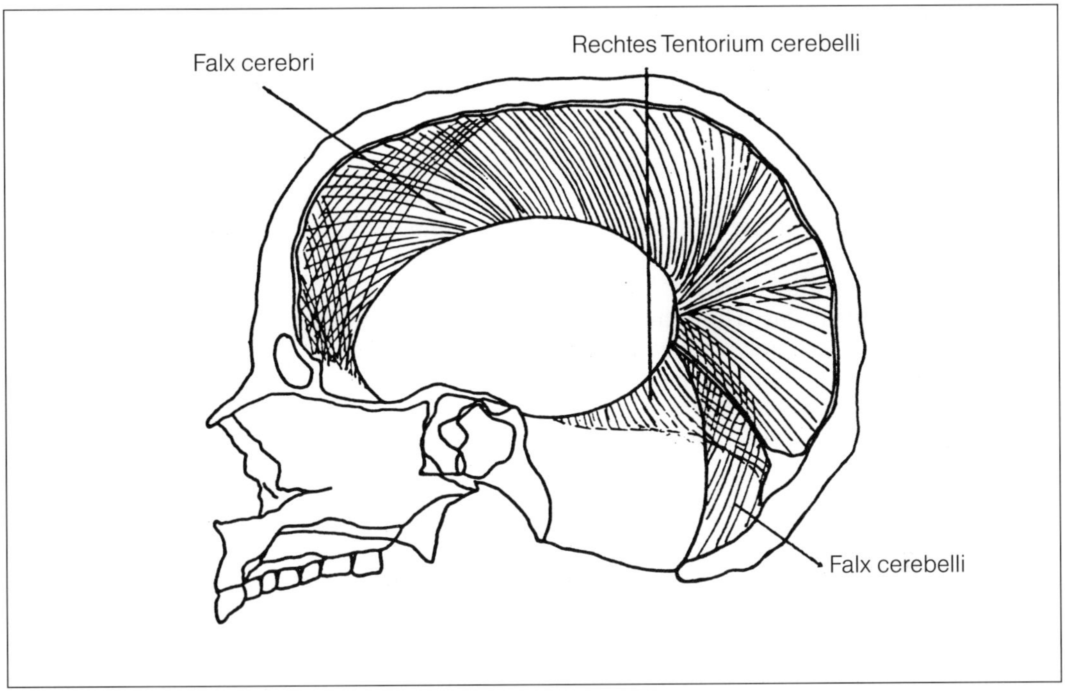

Abb. 96 Die dem Berührungspunkt entsprechenden Spannungsmembranen.

3. Energie des Patienten
   Der Therapeut erspürt mit seinen Händen, wo sich energetische Beeinträchtigungen befinden.

4. Bedeutung der Intuition
   Der Therapeut entwickelt mit zunehmender Erfahrung ein Gespür dafür, welche Körperpartie zu behandeln ist. Leider besteht die Gefahr, daß die Intuition des Therapeuten oft von eigenen Mustern beeinflußt wird und deswegen das, was er spürt, nicht notwendigerweise eine Information über den Patienten ist. Es ist wichtig, daß der Therapeut diesbezüglich dauernd an sich arbeitet.

Praktische Anwendung der kraniosakralen Therapie

Membranbezogene Technik

Mit dieser Technik können Sie auf einfache und sehr effektive Art die Lebendigkeit bzw. Lebensenergie ihrer Patienten steigern. Sie stellt eine Modifikation einer Technik der kranialen Osteopathie dar. Es geht nicht um die Steigerung des Energieniveaus, sondern um die Stärkung der inneren Ressourcen unserer Patienten, mit denen sie die Anforderungen des Lebens meistern.

Bei dieser Technik nehmen wir indirekt Kontakt mit der Falx cerebri und cerebelli und dem Tentorium cerebelli auf, indem wir nacheinander an der Oberfläche des Kopfes Punkte halten, die mit den Zonen korrespondieren, an denen in der Schädelinnenseite die oben aufgeführten Strukturen ansetzen. Sutherland war sich der Bedeutung dieser drei Membranen bewußt, die er die den Berührungspunkten entsprechende Spannungsmembran (reciprocal tension membrane) nannte *(Abb. 96)*.

Mit der Behandlung dieser Membran wird eine Lösung aller Belastungsmuster (strain patterns), die in ihr fixiert sind, ermöglicht. Der Behandler hält jeden Punkt, bis er das

»Schmelzen«, das Weichwerden des Lösens in seinen Fingern spürt. Es mag sein, daß sich die Wirkungen dieser Technik durch die Verbesserung des Energiedurchflusses von der Wirbelsäule über den Kopf durch diese Membran hindurch zur Ventralseite des Körpers erklären lassen.
Schritt für Schritt nimmt der Behandler Kontakt auf mit Punkten, die entlang zweier Linien liegen. Eine führt etwa auf Höhe der Ohrmitte quer über das Hinterhaupt, die andere verläuft, ausgehend vom Nacken, in der Scheitellinie über den ganzen Kopf bis zwischen die Augenbrauen. Die Punkte entlang der Mittellinie korrespondieren mit der Falx cerebri und cerebelli, die Punkte entlang der querverlaufenden Linie korrespondieren mit dem Tentorium cerebelli. Die Falx und das Tentorium sind Teil der kranialen Dura mater, die die sichelförmigen horizontalen und vertikalen Falten zwischen den Hemisphären zwischen Groß- und Kleinhirn bilden. Zusammen bilden sie die Spannungsmembran, die in der rhythmischen Bewegung des kraniosakralen Systems eine bedeutende Rolle spielten.
Obwohl diese Technik nur eine indirekte Verbindung mit der Spannungsmembran herstellt, kann eine tiefgreifende Wirkung auf alle Spannungs- und Belastungszustände im kraniosakralen System erreicht werden. Die heilende Wirkung beschränkt sich nicht auf diese Membran allein, sondern strahlt auf den ganzen Körper aus (*Frymann* 1979, 1980, 1981, *Magoun* 1976, *Upledger* 1987).

Techniken des Lösens und Entwringens

Mit den im Kapitel »Besonderheiten der therapeutischen Vorgehensweise« beschriebenen Techniken des Lösens und des Entwringens unterstützt der Therapeut die Lösung blockierter oder gestauter Energie. Er spürt ein Spannungsmuster im Körper des Patienten und gibt eine Bewegung vor – Kneifen, Abheben, Komprimieren, Drehen usw. – in Richtung des geringsten Widerstandes.
Beispielsweise kann der Therapeut im Sprunggelenk des Patienten dort eine Verdrehung spüren, wo er sich tatsächlich zu einem früheren Zeitpunkt einmal den Knöchel verstaucht hat. In diesem Fall kann der Therapeut den Knöchel umfassen und die Bewegung des Sprunggelenkes in die ursprüngliche Verletzungsrichtung unterstützen. Dabei wird die Bewegung des Sprunggelenkes nicht forciert, vielmehr wird der Verdrehung erlaubt, sich selbst auszudrücken.
Üblicherweise ist in der spontanen Bewegung eine sich zögernd ausdrückende Neigung zu finden, die Position einzunehmen, die sich aus dem Verletzungsablauf ergab. Der Therapeut unterstützt diese Tendenz. Er kann spüren, wann der Knöchel das volle Ausmaß der Verdrehung erreicht hat, indem er der Bewegung des Sprunggelenkes folgt anstatt den Knöchel in die Position zu bringen, die er für richtig erachten würde. Nicht der Therapeut führt das Lösen der Energie herbei. Vielmehr schafft er den Bewegungsraum, den das Gewebe braucht, um die blockierte und gestaute Energie zu lösen. In diesem »Tanz« zwischen der Eigenbewegung des Gewebes und dem Folgen des Therapeuten vollzieht sich der Prozeß der Entwringung oder auf einer noch tiefgreifenderen Ebene die Entfaltung. Wenn dies geschieht, wird die Energieblockade gelöst.
Mit dem Lösen wird in der behandelten Körperregion ein natürlicher Rhythmus bzw. eine Pulsation wiederhergestellt. Der Therapeut kann die rhythmische Bewegung des Pulsschlages, der Atmung, des kraniosakralen Systems oder sogar anderer viszeraler Organe spüren. Harmonie und die Freiheit der Bewegung sind wiederhergestellt. Dabei stellt der Therapeut eine verbesserte Balance der Körperenergie des Patienten fest.

Technik des Entfaltens

Der Prozeß des »Unfolding«, des »Entfaltens« (siehe Kapitel »Besonderheiten der therapeutischen Vorgehensweise«), unterscheidet sich in seiner Konzeption wesentlich von den Techniken des Lösens oder Entwringens, wie sie üblicherweise in der Ausbildung zur kraniosakralen Therapie gelehrt werden. Das Bemühen um die Haltung der vollständigen Akzeptanz verändert auf dramatische Weise die Beziehungsdynamik zwischen Therapeut und Patient. Der Therapeut wird von der Idealvorstellung befreit, er müsse »etwas für den Patienten tun«. Statt dessen richtet er seine ganze Aufmerksamkeit auf den Augenblick und verbindet sich mit dem Patienten, indem er mit den Fingern den kranialen Rhythmen oder anderen subtilen körperlichen Bewegungen folgt.

Der Therapeut verstärkt dabei nicht die Prozesse, die er vorfindet, sondern folgt ihnen ganz einfach bis zu ihrer Vollendung. Das Hauptaugenmerk der Entfaltungstechnik liegt auf der Entwicklung bisher nicht wahrgenommener Prozesse. Es wird versucht, diese Prozesse nicht therapeutisch zu manipulieren. Der Patient gewinnt so die Erfahrung, daß er im eigenen inneren Ausdruck unterstützt wird. Es wird nicht von ihm verlangt, dem Therapeuten zuliebe irgendwie eine Erwartung erfüllen zu müssen.

Freisetzen von Energie

Sobald Energieblockaden auf der körperlichen Ebene gelöst werden, wird diese Energie freigesetzt und ist für den Patienten verfügbar. Energie, die mit dem Körpergewebe verbunden war, ist jetzt frei, kann fließen und auf neue Weise verwendet werden. Energie, die in den Gefühlen, Erinnerungen, Glaubensvorstellungen usw. eingebunden war, wird verfügbar und fließt durch den Körper.

Ruhepunkt-Technik

Am Ende einer kraniosakralen Behandlungssitzung wird der Körper des Patienten sich entspannt, energiegeladen und harmonisch anfühlen. Der Therapeut vermag leichter die rhythmischen Bewegungen des Herzens, der Lunge und auch des Kraniums in allen Partien des Körpers zu spüren. Am Ende der Sitzung soll der Therapeut den Patienten unterstützen, den eingetretenen physischen und energetischen Wandel zu akzeptieren und zu integrieren. Eine Standardtechnik der kraniosakralen Therapie, die Still-Point-Technik (Ruhepunkt-Technik), kann für diesen Abschluß angewandt werden.

Der Bewegungszyklus des kranialen Mechanismus hat eine nach außen und eine nach innen gerichtete Komponente. Den Ruhepunkt findet man in der am weitesten innenliegenden Stelle dieser Bewegung. Mit der Ruhepunkt-Technik soll die Bewegung des kraniosakralen Systems bis zu diesem Endpunkt der nach innen gerichteten Bewegungskomponente gebracht werden, wo sie für einen kurzen Moment stehenzubleiben scheint. Das ist der Zustand der Ruhe, aus dem heraus ein lösender und reorganisierender Impuls entstehen kann.

Bei der Anwendung dieser Technik muß man dem Zyklus zunächst folgen, um in Harmonie mit dem kranialen Rhythmus zu gelangen. Dies kann von jeder Stelle des Körpers aus geschehen, an der der kraniale Rhythmus gefühlt wird.

Beispielsweise hält der Therapeut den Kopf des Patienten zwischen seinen Händen und beobachtet den Rhythmus. Dann fängt er an, von sich aus eine nach innen gerichtete Bewegung zu initiieren, während die übliche nach innen gerichtete Eigenbewegung gerade stattfindet. Diese sehr sanfte Unterstützung und Betonung der nach innen gerichteten Bewegung und die zusätzliche minimale Behinderung der Bewegung nach außen wird üblicherweise vom Körper als eine Gelegenheit genutzt, auf eine höhere Ebene der Organisation zu gelangen. Für den außenstehenden Betrachter scheint der kraniale Rhythmus zum Stillstand gekommen zu sein. In Wirklichkeit befindet er sich in einem höheren Ordnungszustand der Bewegung innerhalb eines Prozesses der Reorganisation.

Der Therapeut fährt fort, der Änderung in der Bewegung zu folgen, bis das System spontan zu einer Pause oder einem Stillstand kommt, eine Situation, in der alles anzuhalten oder eine Weile zur Ruhe zu kommen scheint. Wenn die Bewegung wieder beginnt, muß der Therapeut nur noch der jeweiligen Reaktion des kraniosakralen Rhythmus folgen. Er geht mit der Bewegung mit, während sie sich in einem neuen rhythmischen Zyklus reorgani-

siert, und nimmt dabei alle Veränderungen wahr, die mittlerweile eingetreten sind.
Die Ruhepunkt-Technik kann auch auf eine einfachere und aggressivere Art angewandt werden. Man nimmt die nach innen gerichtete Bewegung auf und hält sie dort fest. Das wird einige Male wiederholt, bis der Ruhepunkt eintritt. Diese Technik, so wie ich sie oben beschrieben habe, erfordert mehr Geschicklichkeit, unterstützt aber den (Entfaltungs-) Prozeß mehr und hat gleichzeitig eine tiefgreifendere Wirkung. Der Therapeut braucht für ihre Anwendung die Fähigkeit, dem kraniosakralen Rhythmus sowohl nach außen wie nach innen folgen zu können, um die nach innen gerichtete Bewegung zu unterstützen und der schrittweisen Änderung des Rhythmus zu folgen, bis der Prozeß der Reorganisation die Bewegung übernimmt.
Zweck und Ziel dieser Technik ist die Stärkung der Eigenheilkraft des Körpers. Es wird angenommen, daß mit dieser Technik Liquor im vierten Ventrikel freigesetzt wird und damit die Selbstheilungskraft gestärkt bzw. die immunologische Reizbeantwortung verbessert wird. Ob nun tatsächlich Liquor freigesetzt wird oder nicht, die Erfahrung zeigt, daß die Fähigkeit gesund zu werden gemehrt wird.

Abschluß einer Therapieeinheit

Beendigung einer Sitzung

Zum Abschluß einer Behandlung mit kraniosakraler Therapie sind die Rhythmen des Körpers leichter zu erspüren, der Patient erscheint ruhig und entspannt. Es ist wichtig, gegen Ende der Sitzung den Patienten noch einmal zu untersuchen und festzuhalten, inwieweit die Änderungen von ihm angenommen und integriert wurden. Nur wenn der Behandler den Patienten bereits zu Beginn untersucht hat, kann er feststellen, wie sein Patient auf die Änderungen reagiert hat. Ich möchte nochmals betonen, wie wichtig es ist, den Patienten als Ganzheit zu verstehen. Gleichgültig wo wir am Körper arbeiten, wir beeinflussen damit den ganzen Menschen.

Abschlußgespräch

Wenn der Therapeut einem Patienten helfen will, das Erlebte auf der mentalen oder psychologischen Ebene zu integrieren, kann er ihn auf verschiedene Weise bei der Verarbeitung seiner Erfahrung unterstützen. Neben dem Gespräch kann das auch durch Bewegung oder Malen geschehen. So können beispielsweise Therapeut und Patient im Gespräch über die Erfahrungen bei der Behandlung einen Einblick über deren Bedeutung für den Patienten gewinnen. Ich schlage vor, daß der Therapeut dem Patienten Mut macht, die Vorstellung, sich (gezielt) ändern zu müssen, loszulassen und auf die Wirksamkeit des Entfaltungsprozesses zu vertrauen.
Der Ablauf der Behandlung – das Auffinden der Beeinträchtigungen, das Lösen von Blokkierungen, die Erfahrungen während der Arbeit –, alles das ist ein Ausdruck dafür, wo der Patient gerade steht. Deswegen kann diese Behandlung für den Patienten eine wichtige Möglichkeit sein, mehr darüber zu erfahren, wer oder wie er in Wirklichkeit ist. Je mehr Therapeut und Patient tieferreichende Muster aufdecken, um so besser kann der Patient ein tiefergehendes Verstehen und eine Wertschätzung der fundamentalen Prozesse erlangen, die für das verantwortlich sind, was sich durch den Körper ausdrückt.
Ich möchte hinzufügen, daß bei dieser Entwicklung Therapeut und Patient in einer Wechselbeziehung stehen, daß der Prozeß des Patienten nicht losgelöst vom Therapeuten gesehen werden kann. Das bedeutet, daß alles, was sich während der Behandlung »entfaltet«, in Abhängigkeit steht von der einzigartigen Kombination, die beide, Therapeut und Patient, miteinander bilden.

Weitere Anwendungsmöglichkeiten

Es gibt viele Arten, die Prinzipien und Techniken der kraniosakralen Therapie anzuwenden. Die Therapie zur Behandlung auf der körperlichen Ebene einzusetzen ist nur eine ihrer Möglichkeiten. Eine andere ist eine Verbindung der kraniosakralen Therapie mit der Psychotherapie. Dies kann mit einem einfachen emotionalen Lösen (Entspannung) geschehen oder in tieferreichenden Aspekten der Psychotherapie Anwendung finden. Die kraniosakrale Therapie eignet sich auch für die Arbeit mit den subtilen Energiefeldern des Körpers.

Lösen emotionaler Belastungen

Upledger hat das Phänomen eines emotionalen Lösens bei der kranialen Therapie physischer Traumata beobachtet. Er nennt dieses Phänomen »somato-emotionale Rückerinnerung und Lösung« und glaubt, daß die gespeicherte kinetische Energie der Verletzung eine Blockierung des normalen Energieflusses im Körper verursacht. Er schreibt:

»Nach unserer Erfahrung haben wir den Eindruck, daß Körpergewebe, insbesondere das Bindegewebe, ein Erinnerungsvermögen besitzen. Wenn eine schädigende Kraft einwirkt, wird das Gewebe, auf das diese Kraft einwirkt, verändert. Vielleicht behält es die Energie des Aufpralls. Es entsteht ein Zustand erhöhter kinetischer Energie oder höherer Entropie in dem aus dem Gleichgewicht geratenen Gewebe. Der menschliche Körper zerstreut dann diese Energie und kehrt zum Normalzustand zurück. Der Körper kann die einwirkende Energie aber auch lokalisieren und sie sozusagen abkapseln, ähnlich wie er Tuberkelbazillen während der inaktiven Phase der Erkrankung abkapselt.

Nachdem die Verletzungsenergie wirksam abgekapselt ist, gewöhnt sich der Körper an diese Region. Die Energie wird gezwungen, eher um dieses Gebiet herum- als hindurchfließen zu können ... Wenn die ursprüngliche Verletzung aufgedeckt ist, lösen sich regelmäßig und in Übereinstimmung die unterdrückten emotionalen Anteile der körperlichen Verletzung. Die Patienten können sogar die Angst und andere Gefühle, die mit dem Vorfall verbunden sind, noch einmal durchleben. Wenn dies einmal geschehen ist, benötigt die Verletzung keine Anpassungsenergie mehr, und das damit in Zusammenhang stehende klinische Symptom verschwindet auf Dauer« *(Upledger* u. *Vredgevoogd* 1983).

Erweiterung der Therapie

Die nach einem körperlichen Trauma gespeicherte Energie ist nur ein Aspekt der Energiemuster im Körper. Diese Überlegung basiert auf Vorstellungen, die durch Reich bekanntgemacht wurden. Einer der reichianischen Schlüsselgedanken besagt, daß im Körper ein Charakterpanzer besteht, der das volle körperliche und psychologische Funktionieren beeinträchtigt. Der Charakterpanzer kann als ein Zustand körperlicher Belastungen und Spannungen gesehen werden, der im Körper durch überlagernde psychologische Muster angelegt wird. Die Verankerung dieser Zustände in der Vergangenheit hält sie auch in der Gegenwart lebendig *(Reich* 1927 b). So kann man mit diesen Zuständen in der Gegenwart arbeiten, ohne notwendigerweise mit den vergangenen Ursachen, die Anlaß für die Panzerung waren, arbeiten zu müssen.

Die kraniosakrale Therapie spricht sehr wirkungsvoll den Charakterpanzer an und ist deswegen eine gute Ergänzung anderer Therapieformen. Über das Lösen der Muster können die Patienten ihren Charakterpanzer abstreifen und tief verankerte Energiemuster befreien.

Gewinnung weiterer Erkenntnisse

Die Objekt-Beziehungs-Therapie zeigt uns, wie wir mit den unterschiedlichen Erfahrungen der inneren und äußeren Realität unwillkürlich und automatisch eine Bewußtheit entwickeln, die unsere Interaktion mit der Welt diktiert. Die ganze Erfahrungsbreite, die wir aus dieser Interaktion erhalten, vermittelt uns einen Eindruck, ein Gefühl von uns selbst. Dadurch wird bestimmt, als wen wir uns sehen. Indem wir Muster in uns selber identifizieren, können wir unseren Bewußtseinszustand stabilisieren. Die Fähigkeit zu stabilisieren ist wichtig, wenn wir das Ausmaß der Fluktuation oder des Wandels in unserm Körper oder der umgebenden Welt betrachten. Auf diese Weise entwickeln wir eine sichere (stabile) Selbst-Wahrnehmung. Die tiefgreifenden Muster werden die Grundlage der Struktur unseres Selbst. Die kraniosakrale Therapie kann in den Händen eines erfahrenen Therapeuten Muster ansprechen, die für unsere Natur noch grundlegender sind. Sie ist deswegen für den Therapeuten, der daran interessiert ist, eine weiche Körperarbeit mit der Psychotherapie zu verbinden, ein sehr wirksames Werkzeug für die Arbeit an grundlegenden Mustern unserer Psyche.

Arbeit mit Energiefeldern

Zwischen den Chakren (Energiezentren) des Körpers liegen Zonen, die als Durchgangswege zwischen den Chakren angesehen werden können. Ich arbeite mit diesen Strukturen, um die Funktion der Chakren untereinander zu fördern, und trage so zur Harmonie des Chakrasystems bei. Oft arbeite ich dabei mit den Chakren selbst, wenn es angebracht erscheint. Ich bin der Überzeugung, daß die Energiefelder der Chakren die Struktur des Körpers und seine Organisation in den Organsystemen reflektieren und beeinflussen. Ich habe den Eindruck, daß das System der Chakren einen Mechanismus darstellt, der den grobstofflichen physischen Körper mit dem feinstofflichen oder ätherischen Körper verbindet. Ich glaube darüber hinaus, daß das System der Chakren, der physische und der ätherische Körper in irgendeinem Zusammenhang mit dem Meridiansystem der Akupunktur stehen.
Die Prinzipien und Techniken der kraniosakralen Therapie können mit der Energiearbeit verbunden werden, um eine Energie-Körper-Arbeit zu bilden. Diese Energie-Körper-Arbeit wäre der Ansatz einer Arbeit an Energiemustern, die entweder im physischen oder ätherischen Körper gespeichert sind. Das System der Chakren kann bei der Arbeit am Ätherleib genutzt werden. Deswegen verwende ich die Chakren sowohl zur Diagnose wie zur Therapie.

Zusammenfassung und Ausblick

Die kraniosakrale Therapie ist eine Methode zur Wiederherstellung der freien Beweglichkeit im kraniosakralen System. Die feine Bewegung der Flüssigkeit, Membranen und Knochen im kraniosakralen System gehört zu den grundlegenden Rhythmen des Körpers. Kraniosakrale Rhythmen sind von Natur aus weich, ausgeglichen, harmonisch und frei fließend. Diese Rhythmen können durch Spannung, Streß, Entzündung und Erkrankungen gestört werden. Kraniosakrale Rhythmen können ebenso gestört werden, wenn Muster, die durch ein Trauma, eine schwere Krankheit oder emotionale Probleme hervorgerufen werden, ihren natürlichen Fluß blockieren.
Während einer Behandlung hält der Therapeut verschiedene Stellen des Körpers, im besonderen Kopf und Sakrum des Patienten, und spürt dem subtilen kraniosakralen Rhythmus nach. Indem er dem Rhythmus des Patienten folgt, mit den Mustern geht, die er findet, trägt der Therapeut auf sanfte Art dazu bei, Blockaden zu lösen und die Selbstheilung zu verbessern. Mit zunehmendem Geschick vermag der Therapeut tiefergehende und subtilere Energiemuster zu lösen und damit eine tiefgreifendere Heilung einzuleiten. Die Arbeit mit diesen Mustern gehört zu den durchgreifendsten Techniken, die man anwenden kann. Bei der Behandlung verspüren die Patienten meist ein Gefühl des Wohlbehagens, der friedlichen Entspannung. Gelegentlich erleben sie auch die Lösung tiefer emotionaler Spannungen und einen tiefgreifenden Selbstheilungsprozeß.
Wenn wir in unserer Therapie zu immer feineren, subtilen Techniken übergehen, bereiten wir uns selbst auf einen wesentlichen Übergang vor. Unsere Vorstellung vom Heilen als einem Vorgang der Verbesserung wechselt zu der eines Vorgehens durch Akzeptanz und Entfaltung. Dadurch gehen wir sogar über die Vorstellungen von Verbesserung hinaus, die bisher Teil unseres Verständnisses von einer ganzheitlichen Vorgehensweise waren. Ich glaube, daß die kraniosakrale Therapie erst der Anfang einer noch subtileren Vorgehensweise in der Therapie ist.

Trager – Psychophysische Integration und Mentastics

(Andrea Wibbels)

Einführung

Über praktische Verfahrensweisen zu schreiben ist oft unbefriedigend und kann sogar irreführend sein, da das geschriebene Wort die wesentlichen Erfahrungen nicht vermitteln kann.

Die psychophysische Integration nach *Trager* vermittelt viele neue und ungewohnte Erfahrungen. In der Tragerarbeit erleben wir, daß der Geist offenbar den Körper beeinflußt, wie auch der Körper gleichermaßen den Geist beeinflußt. Es wird deutlich, daß das, was man denkt, genauso wichtig ist wie das, was man tut. So kommen wir zu dem Verständnis, daß Körper und Geist zusammen das »Selbst« ausmachen und untrennbar sind in ihrem Ausdruck, wenn wir den Versuch anstellen, den einen oder anderen Teil zu verstehen. Was uns bleibt, ist der Weg zu unserem Wesen(tlichen) und Vertrauen zu haben in die Richtigkeit und Unbedingtheit des Selbst. Das ist es, was der Mensch im Grunde ersehnt, zu sein, was er seinem Wesen nach ist und sein soll. Seine Glücksempfindung hängt davon ab, daß er seiner Wesensbestimmung entspricht.

Die psychophysische Integration ist ein möglicher Weg dazu, sich selbst zuzulassen und übernommene, enttäuschende Vorstellungen und Verhaltensweisen loszulassen. *Trager* gibt uns Mittel in die Hand und sagt: »Wir wissen nicht genau, wie es funktioniert, aber wir wissen, daß es funktioniert«.

Zum Grundverständnis des Tragerkonzepts

Mein Anliegen bei der Vorstellung des Tragerkonzeptes ist es, die Trager-psychophysische Integration als einen therapeutischen Ansatz bekannt zu machen, der innere Offenheit und die Bereitschaft voraussetzt, neue, ungewohnte Gedankengänge und Behandlungsabläufe vorurteilsfrei auf sich wirken zu lassen.

Der Tragerarbeit liegt ein *philosophisches Konzept* zugrunde. Es basiert auf dem Prinzip des Vertrauens, der Grunderfahrung beim Tragern. Vertrauen haben bedeutet die Voraussetzung haben zur inneren Öffnung. Ist dies gegeben, kann sich das Individuum gemäß seiner Grundstruktur, seiner ureigenen Natur zu seiner »Ganzheit« entwickeln. Man kann diesen Prozeß als den »Weg der Wahrheit«, »den Weg zum Selbst«, »Harmonisierung von Körper und Geist« usw. bezeichnen. Im Sinne einer holistischen (ganzheitlichen) Sichtweise erfährt das Individuum durch die Tragerbehandlungen einen katalysatorischen Impuls. Die Erfahrungen während der Arbeit mit dem Körper und den damit verbundenen Selbstbetrachtungen bewirken im Bewußtsein wie auch im Unbewußtsein eine Be-sinnung, Klärung und ein In-Gang-Setzen oder Beschleunigen des »Werdensprozesses« (Entwicklung des Selbst). Der Mensch gewinnt zunehmend an Authentizität. Er handelt wie er fühlt und denkt.

Wir definieren hier den Geist (= Seele) als Bewußtsein, der alles Lebendige durchdringt und damit die vollkommene Verwirklichung einer idealen Natur erreicht. Der Geist macht die Identität eines jeden Menschen aus. Solange der Mensch »lebt«, drängt sein Geist (Seele) nach Erkenntnis; er ist Lernprozessen unterworfen und entwickelt sich über diese zu mehr bewußteren Ebenen – immer mit dem Ziel der Einheit bzw. Vollkommenheit von Körper und Geist.

Begriffserklärung

Psychophysische Integration und Mentastics beinhalten eine sanfte Körperarbeit und Bewegungslehre, bei der der Körper in Schwingung versetzt und über den körpereigenen Rhythmus das Unterbewußtsein berührt wird. Sie sind die Entdeckung eines einzelnen: *Milton Trager* entdeckte die einfachen Prinzipien und überraschenden Effekte intuitiv und beinahe

zufällig im Alter von 18 Jahren. Als sanfter Weg zur Erschließung neuer Bewegungsfreiheiten setzt seine Arbeit zwar am Körper an, er sieht jedoch die Ursachen für Verhärtungen und Versteifungen nicht in den Muskeln, Bändern und Gelenken, sondern wesentlich im Bewußtsein, in den mentalen Strukturen begründet.
Folgerichtig versteht er seine Methode nicht als Therapie, sondern als Lernprozeß. In diesem Zusammenhang erfolgt Heilung von Körpersymptomen oder das Verschwinden von Schmerzen als erwünschte Begleiterscheinung dieses Lernprozesses.
Tragers Art, den Körper zu manipulieren, beruht nicht auf einer Technik oder Methode im engen Sinne. Es gibt keine streng strukturierten Vorgehensweisen, die darauf abzielen, spezifische Ergebnisse zu erreichen. Tragerarbeit kennt weder Formeln noch Rezepte und keine standardisierten praktischen Abläufe. Sie sucht vielmehr eine »Annäherung«, einen Weg zu finden und zu lernen und auch Bewegung wieder neu zu lernen. *Trager* legt Wert darauf, daß der Patient die Bereitschaft mitbringt, eine Lektion zu erhalten und anzunehmen, daß er nicht einfach eine Behandlung erwartet. Sein Augenmerk liegt nicht auf dem Bewegen bestimmter Muskeln oder Gelenke, sondern auf Bewegung in Muskeln und Gelenken, die positive Wahrnehmung auslöst, die dann mittels sensomotorischer Rückkoppelung zwischen Geist und Körper eine Gewebeveränderung hervorruft.
Der Tragertherapeut verändert nicht das Gewebe mit seinen Händen, sondern benutzt seine Hände, um dem Nervensystem eine Gefühlsqualität zu vermitteln. Er lockt damit im Gewebe eine Antwort des Patienten hervor. Wenn sich der Körper leichter fühlt, beginnt er, sich demgemäß zu halten und zu bewegen.
Der Trageransatz umfaßt weder die Behandlung oder Diagnose von Krankheiten noch ist sie ein Ersatz für eine medizinische Behandlung, sofern eine solche erforderlich ist. Bei Verdacht oder Vorliegen einer körperlichen oder psychischen Störung wird die Konsultation eines Arztes empfohlen. Voraussetzung für die Behandlung ist, daß der Patient frei von Tabletten oder Alkoholkonsum ist, die seine Fähigkeit vermindern würden, Unbehagen oder Schmerz zu erkennen. Es ist immer unter der Schmerzgrenze zu arbeiten.

Zur Person des Gründers

Der 1908 im Armenviertel von Chicago geborene Trager entdeckt mit 18 Jahren als angehender Profiboxer die einfachen Prinzipien seiner späteren Tätigkeit. Er gibt seine Boxerlaufbahn auf, arbeitet als Tänzer und Akrobat. Seit 1927 nutzt er seine freie Zeit, Menschen mit vorwiegend schweren körperlichen Behinderungen in der ihm eigenen, damals noch unbekannten Art erfolgreich zu helfen.

Er schließt eine Physiotherapeutenausbildung ab, Jahre später folgt ein Medizinstudium. 1941 erhält er den Doktortitel der Medizin. Während des 2. Weltkrieges dient er als Arzt bei der Kriegsmarine in San Diego und Afrika. Nach dem Krieg arbeitet er mit neuromuskulär geschädigten Kriegsopfern. Von 1929–1959 arbeitet er gleichzeitig an der freien Universität von Guadalajara in Mexiko, wo für ihn eine Klinik eröffnet wird, damit er seine spezielle Arbeit fortsetzen kann. Eine weitere Station ist Hawaii, wo er seine eigene Praxis in allgemeiner und physikalischer Medizin eröffnet. 1975 kommt er an das Esalen Institut in Kalifornien, an dem auch *Fritz Pearls, Ida Rolf* und *Moshe Feldenkrais* waren, um dort seine Therapieverfahren zu demonstrieren. Dies führt zu dem Interesse und der Anerkennung, für die er 50 Jahre lang gearbeitet hat. 1977 schließt er seine Praxis, um sich ganz der Forschung und Veröffentlichung seiner Arbeit und der Ausbildung von Praktikern und Instruktoren der nun als Tragerarbeit bekanntgewordenen Körperarbeit zu widmen. Schließlich gründet er das Trager-Institut der Psychophysischen Integration und Mentastics in Marin County Kalifornien, das als Informations- und Ausbildungscenter dieser Körperarbeit wichtig ist.

Elemente einer Tragersitzung

Behandlungsablauf

Eine Sitzung dauert 1 bis 1,5 Stunden. Der Patient ist leicht bekleidet und liegt auf einem gut gepolsterten Behandlungstisch in warmer, angenehmer Umgebung. Während der Sitzung hat der Behandler ständigen Berührungskontakt mit dem Patienten. Mit leichtem rhythmischem Wiegen, Rollen, Schwingen und Schütteln dehnt und lockert er die Muskeln, löst die Gelenke. Die rhythmischen Bewegungsimpulse werden beim Tragern immer in eine Richtung gegeben, die Gegenbewegung kommt von selbst. Das ist die Antwort des Patienten auf die initiierte Bewegung. Diese Antwort teilt sich dem Therapeuten über seine Hände mit. Der Rhythmus der Bewegungen ist gegeben durch die behandelte Person – ihr Körpergewicht, ihr Temperament, ihre Bereitschaft, sich zu öffnen und Bewegung zuzulassen, und durch den Therapeuten. Die Person, die passiv auf dem Tisch liegt, erfährt in sich die Möglichkeit imstande zu sein, jeden einzelnen Bereich ihres Körpers frei, ohne Anstrengung und mit Anmut selbst zu bewegen. Die Hände des Behandlers und der Körper des Behandelten werden gleichsam das Medium eines mentalen Austausches zwischen zwei Personen. Ausgetauscht wird die Erfahrung einer spielend leichten Bewegung.

Haltung des Behandlers

Es geht darum, daß der Therapeut selber immer leichter in seinen Bewegungen wird und diese Leichtigkeit dem Patienten überträgt bzw. vermittelt. Diese Bewegung wird deutlich körperlich durchgeführt oder mit den Händen nur angedeutet. Gleichzeitig stellt er sich in Gedanken die Frage: »Was könnte leichter, weicher, länger, offener sein?« Der Therapeut arbeitet also sowohl mit den Händen als auch ganz konkret mit der positiven Projektion der Fähigkeit der einzelnen Körperabschnitte. Er arbeitet in einem entspanntmeditativen Bewußtseinszustand, den Trager »hook-up« nennt. Dieser Zustand erlaubt dem Behandler, auf tiefgehende natürliche Weise Verbindung mit dem Patienten aufzunehmen und ohne Ermüdung zu arbeiten. Von grundlegender Bedeutung ist die absichtslose freie Struktur des Therapeuten. Es geht nicht um eine Technik oder um einen bestimmten Ablauf, die zur Anwendung kommen. Eine ergebnisorientierte, vom Vor-Urteil bestimmte Bewegung mißlingt. Jede Berührung, jedes Bewegen, jede Geste muß vom Geist des Therapeuten ausgehen und das Unbewußte beim Patienten erreichen. Das Bewußtsein wird umgangen.

Ziel der Behandlung

Es geht darum, die psychophysischen Muster so zu beeinflussen, daß ihre einengenden Projektionen auf den Körper unterbrochen werden. Die Muster, häufig verursacht durch Unfälle, Krankheit, Haltungsschäden, emotionale Traumata und täglichen Streß, bedingen für das Wohlbefinden oft ungünstige Verhaltensweisen.
Ziel der Arbeit ist es, die sensorischen und mentalen Muster, die für den Patienten eine Behinderung und Verminderung seiner Lebensqualität darstellen, durch neue, positive zu ergänzen oder zu ersetzen. Die behandelte Person kann sich nur verändern, wenn ihr Unbewußtes angesprochen wurde. Die Behandlung bleibt kein vorübergehendes Gefühlserlebnis. Das, was während einer Sitzung abläuft, wird vom Unbewußten des Patienten gespeichert.

Der Patient als Therapeut

Letztendlich ist der Patient selbst der Therapeut. Er bestimmt den Verlauf der Behandlung in seinem eigenen Rhythmus und mit seiner individuellen Bereitschaft, dem Zulassen des Momentes, damit ein »Loslassen« geschehen kann. Der Therapeut ist der Vermittler. Im Hook-up verbunden mit der Energie, die uns umgibt. Menschen, die blockiert und angespannt sind, haben keinen Zugang mehr zu ihr. Der Energiefluß ist unterbrochen. Hook-up ist ein Gefühl von Nichts, jenseits der Entspannung, ein Zustand des Friedens.

Nachbehandlungsphase

Nach Abschluß der Behandlung am Tisch erhält der Patient Instruktionen für den Gebrauch der »Mentastics«, einem Übungssystem, das aus einfachen, mühelosen Bewegungsabläufen besteht. Mentastics ist eine neue Wortschöpfung, die Trager aus dem Begriff »mental gymnastics« bildete. Sie wurde von ihm entwickelt, um den nachhaltigen Effekt des Gefühls der Leichtigkeit, Freiheit und Flexibilität, das bei der Tischarbeit gewonnen wurde, zu sichern und noch zu erhöhen.

Mentastics helfen dem Patienten, sich jener Wahrnehmung zu erinnern, die bei der Bewegung seines Gewebes durch die Behandlerhände hervorgerufen wurden. Je häufiger dies geübt und erlebt wird, um so tiefgehender und dauerhafter sind die Veränderungen, um so empfänglicher wird der Körper für weitere positive Wandlung.

Nach den meisten Erfahrungsberichten ist es offensichtlich, daß die Wirkung einer Tragersitzung die Bewußtseinsebenen durchdringt und noch lange Zeit nach der eigentlichen Sitzung anhaltende Wirkung zeigt. Die beschriebenen Veränderungen beziehen sich auf Schmerzlinderung oder -befreiung, Erhöhung der Vitalität, größere Gelenkbeweglichkeit, weniger Anstrengung bei Haltung und tiefgehende Entspannung. Da sich diese Annehmlichkeiten summieren, profitieren die Patienten erheblich von einer Sitzungsserie bzw. gelegentlichen »Auffrischungen, Erinnerungen«.

Besonderheiten einer Tragerbehandlung

Anders als bei vielen Techniken der Gewebemanipulationen kommen beim Tragern keine Öle zur Anwendung. Es gibt keinen extremen Druck, um strukturelle Veränderungen zu bewirken. Die Behandlung ruft keinen Schmerz hervor als notwendige Begleiterscheinung, um ihre Effektivität zu erlangen.

Ungleich vieler Bewegungs-rück-erziehungstherapien braucht der Patient keine Aufgaben zu erfüllen, vielmehr wird er zunehmend rezeptiver durch die ständigen rhythmischen Bewegungen, die von Therapeutenhand mitgeteilt werden.

Was den Arbeitsansatz von Trager vielleicht am meisten von anderen Körperarbeiten unterscheidet, sind der besondere Fokus und das Ziel der Tragermanipulationen. Bei den meisten anderen Methoden zielt die Aufmerksamkeit auf das eine oder andere Körpergewebe – Haut, Faszien, Muskeln, Gelenke, Lymphe, Blutkreislauf, gesamtstrukturelle Verbindungen usw. Die verschiedenen Eigenschaften dieser Gewebe bestimmen die Berührungs- und Manipulationsqualität des Behandlers. Selbst wenn die Hände des Therapeuten beim Tragern unvermeidlich im Kontakt mit dem Patienten sind, richtet er seinen Fokus nicht speziell auf Veränderungen der lokalen Bedingungen in dem Gebiet, das er berührt, sondern zielt auf das Unbewußte des Patienten ab. Jede Bewegung und jeder Gedanke des Therapeuten vermitteln dem Patienten, wie das Gewebe sich anfühlen könnte, wenn alles in Ordnung ist. Das Tragerkonzept ist insbesondere darum bemüht, speziellen Einfluß auf das Gefühlsmoment in der Wahrnehmung und die unbewußten Anteile des Geistes zu nehmen, die eine direkte Kontrolle auf die Gewebsveränderung, den Stoffwechsel, haltungsbedingte Gewohnheiten und Verhaltensmuster haben.

Wechselwirkung von therapeutischer Absicht und Ergebnis

Wie bei allen anderen Arten der Körperarbeit bestimmt natürlich das Ziel des Therapeuten seine Arbeitsweise: Indem er danach trachtet, eine besondere Gefühlsqualität zu erwirken, kann der Tragertherapeut auf die Weise mit dem Gewebe in Kontakt treten, die solche spezifischen sensorischen und emotionalen Antworten stimuliert. In einer einstündigen Sitzung gibt es viele tausend leichte rhythmische Kontakte, und jeder von ihnen ist eine Möglichkeit, das Gefühl der Leichtigkeit, Entspannung, Freiheit, Frieden zu vertiefen.

Wenn der Behandler steifen Gliedern oder verhärteten Muskeln begegnet, ist seine Antwort, nicht härter zu arbeiten, um sie weicher zu machen oder sie forciert zu dehnen. Im Gegenteil, er versucht sofort leichter, sensitiver, suchender zu werden. Er hält nie an einer

Idee fest, wie weich oder frei ein Gebiet sein sollte. Er macht sich frei von solchen Forderungen oder Ansprüchen und projiziert durch die Bewegung seiner Hände u.a. die Fragen: »Was kann leichter, freier, weicher sein als das? Ja – und noch leichter als das? Gut und freier als das?«
Grundbedingung der Tragerarbeit ist, daß unnötiger Druck und Anstrengung und Schmerzen vermieden werden. Sie hat zum Ziel, Empfindungen von Leichtigkeit, Freiheit und Ruhe zu kreieren. Massiver Druck auf angespannten Muskeln oder forcierte Dehnung an steifen Gelenken bedingen normalerweise eine schmerzhafte Antwort.

Mentastics

Mit dem Trageransatz wird auf zwei zu unterscheidenden Anwendungsbereichen gearbeitet: erstens der psychophysischen Integration, die die Behandlung auf dem Tisch beinhaltet, zweitens den Mentastics. Sie bezeichnen ein System meditativer Bewegungen, die der Therapeut mit dem Patienten nach der Behandlung einübt, um die Erfahrung der Tischarbeit zu verfestigen und dem Patienten ein »Handwerkszeug« mit in den Alltag zu geben. Die Mentastics können auch als eigenständige Bewegungserziehung angewendet werden. Zwei Prinzipien liegen den Mentastics zugrunde:
Der erste wichtige Aspekt ist der Einsatz des körpereigenen Gewichtes, um jeden einzelnen Körperteil zu öffnen und zu bewegen (wie in der Behandlung). So kann beispielsweise der Arm in Harmonie mit dem Sog der Schwerkraft herabhängen und frei hin und her pendeln, anstatt gegen diese anzukämpfen. Es ist wichtig, alle Bewegungen einfach und mühelos auszuführen: »Wir lassen sie einfach geschehen. Versuche nicht, irgend etwas zu erreichen. Halte dich bewußt heraus und werde Teil des Gefühls.« Die so durchgeführten Bewegungen bieten einen einfachen und einzigartigen Weg, die Qualitäten von »Tun«, »Nichttun« und »Geschehenlassen« in Körper und Geist leicht und spielerisch zu erfahren. Auf diese Weise können die Mentastics zu einer Bewegungs- oder auch Lebensphilosophie werden. Sie zeigen einen Weg, Bewegungen mühelos auszuführen und sich mit weniger Anstrengung durch das Leben zu bewegen. Ein zweiter wichtiger Grundsatz der Mentastics, der auch während der Behandlung auf der Liege zum Tragen kommt, ist das Hook-up. Hook-up ist wie Meditation. Es ist ein Gefühl tiefer als Entspannung, während man mit der Energie verbunden ist, die uns alle umgibt; man gelangt in einen feineren Seinszustand, aus dem ein Fluß und ein Rhythmus entstehen. Hook-up ist gleichzeitig Grundlage und Hauptziel der Mentastics.
Wenn wir uns im Hook-up befinden, entwickeln wir uns jedesmal ein wenig mehr zu uns. Wir haben Zugang zu unseren tieferen Seinsebenen. In den Mentastics lenkt der Geist die sanften Bewegungen, die den Körper von Spannungen befreien und im Bewußtsein Gefühle der Leichtigkeit, Freiheit und Offenheit, Anmut und Freude hervorrufen, was einen »alterslosen« Körper zur Folge hat.
Verspannungen, Einengungen und Versteifungen sowie der Alterungsprozeß entstehen nicht nur aufgrund körperlicher Abläufe, sondern häufig durch geistige Vorstellungsmuster. Menschen, besonders solche, die unter schweren Traumen leiden, brauchen Zeit und Geduld, bis sie die Freiheit ihres Körpers und Geistes wieder entdecken und erfahren können. Dabei gibt jede Bewegung jeden Augenblick die Möglichkeit, sowohl den Geist als auch den Körper zu entwickeln. wenn wir uns einmal daran gewöhnt haben, nach dem zu streben, was freier und leichter oder weiter und weicher ist, indem wir während der Bewegung ohne Erwartung und ohne Forderung fragen: »Was könnte leichter sein?« und die Antwort aus dem Unbewußten kommen lassen, dann leben wir Mentastics. Jedes Gefühlerlebnis, das wir je hatten, ist im Unterbewußtsein gespeichert und unauslöschbar. So ist das Unbewußte unsere wichtigste Hilfsquelle, die uns jederzeit mit ihren Informationen zur Verfügung steht, wenn wir sie anzapfen.
Es geht nicht darum, die gewonnenen Gefühle, Wahrnehmungen, Erinnerungen, Ein-

sichten loszuwerden, sondern sie durch positive Erfahrungen zu bereichern. In dem Maße, wie die positiven Erlebnisse die negativen überwiegen, können wir uns freier fühlen und zu vollkommenerem Einklang in Geist und Körper kommen. Werden Spannungen und Sperren losgelassen, wird blockierte Energie freigesetzt. Die Folge ist ein intensiveres Gefühl von Lebendigsein.
Wie so oft von *Milton Trager* erwähnt, liegen die Blockaden im Geist. Deshalb ist es so wichtig daß die Bewegung der Mentastics vom Geist ausgeht. Dieser Vorgang beginnt mit den o.g. Fragen. Mit diesen Fragen werden die Kraft und die Möglichkeiten des Unbewußten gefördert. Die Weichheit und Gelöstheit, die dank dieser Übungen entwickelt werden, können auf andere Lebensbereiche übertragen werden. Die geistige Entwicklung kennt keine Grenzen, wie es auch keine Grenzen gibt, den Körper zu empfinden und zu erfahren. Persönliches Wachstum ist ein niemals endender Prozeß.

Bedeutung des Schmerzes bei der Tragerarbeit

Schmerz setzt das Zentralnervensystem in Alarmbereitschaft, da er üblicherweise eine Schädigung oder Zerstörung im Körpergewebe anzeigt. Die Schmerzerfahrung bedingt fast jedes Mal ein Gefühl der körperlichen wie psychologischen Bedrohung und wird demgemäß systemweit mit »Flucht-oder-Kampf«-Reaktionen, also Abwehrmechanismen beantwortet: Erhöhung der geistigen Alarmbereitschaft, des Muskeltonus, Herzschlagbeschleunigung, Blutdruckerhöhung, Erhöhung des Blutzuckerspiegels usw. Es ist nur verständlich, daß die Tragertherapie ausschließlich im schmerzfreien Bereich arbeitet. Sie soll weder Bedrohung für Körper oder Geist noch Zerstörung sein.
Ein weiterer Grund, nicht mit Druck zu arbeiten, beruht auf der Auffassung, daß Gefühle der Leichtigkeit und Mühelosigkeit nicht über Druckmittel und harte Arbeitsweisen des Therapeuten vermittelt werden können. *Trager* legt Wert darauf, daß sich der Therapeut nicht um *Leichtigkeit* bemüht.
Bemühen ist Anstrengung, Entspannung ist das Gegenteil. Also sollte der Therapeut so leicht sein wie das Gefühl, das er stimulieren will. Es geht nicht darum, eine feste Vorstellung von einer Struktur oder einem funktionierenden Modell zu haben, sondern ein ständiges Fragen von freier, leichter usw. in den Raum zu stellen, auf das der Patient individuell entsprechend seiner Verfassung und Konstitution reaagieren kann. Ziel ist nicht die Induktion eines definierten Haltungs- oder Verhaltensmusters, sondern die Öffnung eines unbegrenzten Entwicklungsprozesses, und zwar für den Therapeuten als auch den Patienten. Dieser durch die Entwicklung bedingte Prozeß ist von primärer Bedeutung für den Therapeuten selbst.
Die Fragestellungen und diese Gefühle müssen in seinem Wesen integriert sein. Teil seines Geistes und Körpers sein, bevor er sie erfolgreich auf eine andere Person projizieren kann. Niemand kann geben, was er nicht wahrhaftig hat. Deshalb ist ein geistig entspannter Zustand verbunden mit meditativer Wachsamkeit – dem sog. Hook-up – von grundsätzlicher Bedeutung. Es ist die Quelle des Therapeuten, aus der er schöpfen kann und über die er seinen eigenen Kontakt mit den o.g. Qualitäten von Anmut, Mühelosigkeit und absichtsloser Präsenz herstellt.

Anatomisch-funktionelle Grundlagen des Tragerns

Wie lernen wir uns kennen?

Die Berührung der Haut, Druck auf tiefere Gewebsschichten oder auch Torsionen – all dies sind Informationsträger, aufgrund derer sich der Organismus erkennt und entsprechend antwortet.
Während unseres Wachstums und der Reifung bauen die meisten von uns ein beachtliches festes Repertoire von Bewegungsgewohnheiten auf, die ein ebenso spezifisches Erleben und Empfinden zur Folge haben. Solange wir

uns wohlfühlen, sind wir uns kaum unserer etwaiger Begrenzungen bewußt oder der potentiellen Gefahren, die unsere Gewohnheiten zur Folge haben können.
Genau in diesen Beziehungskreis von gewohnheitsmäßigem Verhalten und entsprechend geprägten Zuständen unserer Gewebestrukturen kann eine neue Berührungserfahrung sinnvoll wirken. Neue Berührung, neuer Druck, neue Bewegungen der Glieder kreieren notwendigerweise neue Empfindungen, eine Vielzahl neuer Daten, die der Geist bei der Suche nach optimalen Konditionen in Erwägung ziehen kann. Hier sind wir an dem Punkt, der möglicherweise eine Erklärung dafür gibt, warum Berührungstherapien manchmal so schnelle positive Resultate bringen, die an »Wunder« grenzen.

Beziehung Körper – Geist und die Bedeutung der Berührung

Die Tendenz eines jeden Körpers ist, sich in der Art zu bewegen, wie er es immer gemacht hat, geführt von tiefsitzenden, haltungsbedingten Gewohnheiten, sensorischen Impulsen und mentalen Bildern vom eigenen Körper. Wenn es gelingt, die eigenen Bewegungen aufzugeben, an eine Person zu übergeben, ohne daß sich das eigene Steuersystem einmischt, ist es möglich, dem Geist eine Flut von neuen Empfindungen zu vermitteln. Diese sind in der Lage, mir zu zeigen, welches Verhalten und welche Haltung mir Schmerz und Behinderung zugefügt und mein normales Selbstgefühl geprägt haben.
Der Geist ist der Organisator unserer Gesundheit, unserer Kraft, unserer Gedanken und Gefühle und letztlich unseres Körpers. Die physikalischen und chemischen Gesetze diktieren die Bedingungen, die er zu seiner Verfügung hat. Bisher waren wir nicht in der Lage, eine Verbindung zwischen diesen Gesetzen und einem möglichen anderen Faktor, der der Bewußtseins- und Verhaltensentwicklung zugrunde liegt, herzustellen. Warum nutzen wir nicht das Potential, das das Nervensystem für seine Organisation hat? Etwas weder Chemisches noch Strukturelles – Berührungsstimulation! Es sind die Berührung der Körperoberfläche gegen äußere Objekte und das Reiben seiner eigenen Flächen gegeneinander, die die Mehrzahl der sensorischen Informationen liefern. Diese Informationen werden vom Geist dazu benutzt, ein genaues Bild vom Körper zu bekommen und seine Aktivitäten zu regulieren. Nur der Kontakt mit der Außenwelt liefert genügend Regulationserlebnisse. Wir fühlen unseren Körper nicht so sehr, wenn er ruht, aber wir bekommen eine klare Vorstellung von ihm, wenn er sich bewegt und wenn neue Erfahrungen im Kontakt mit der Realität, sprich mit Objekten stattfinden.
Es ist eine Tatsache, daß das Nervensystem den Körper stimuliert, sich als Ergebnis vorangegangener Empfindungen entsprechend zu bewegen. Es ist ebenso eine Tatsache, daß alle Bewegungen das Nervensystem mit Empfindungen gemäß der Körperstruktur und -funktion überfluten. Das ist wiederum ein wichtiger Ansatz beim Tragern!
Die Bewegung ist das verbindende Glied zwischen Geist und Körper, und die Empfindung ist die Substanz dieses Bandes. Noch wichtiger ist, daß ich erkennen kann, daß ich nicht dazu verdammt bin, meine Haltungs- und Bewegungsmuster wie einen gewohnheitsmäßigen Zwang beizubehalten. Ich kann erkennen, daß die Gewohnheit eine Gewohnheit ist, daß ich etwas anderes bin und daß ich von diesem Moment an die Wahl habe, sie zu wiederholen oder auch nicht. Wenn ich daraufhin ein zwanghaftes Verhalten oder eine Einstellung für einen Moment fallen lasse, ohne eine Krise heraufzubeschwören, dann kann ich vielleicht ein für allemal ohne sie auskommen.
Wie jeder Arzt weiß, kann diese Art und Weise der Innenbetrachtung oft mehr wert sein als eine Menge Tabletten und Prozeduren, um chronische Gegebenheiten umzustoßen. Mit anderen Worten: Genau wie der Geist die Körperstrukturen zu einem Lebensvorgang organisiert, organisieren Empfindungen im großen Maße den Geist. Letztere geben dem Geist nicht nur Material zur Organisation, sie sind selbst ein großes, organisiertes Prinzip. Wie wir wissen, führt ernster Berührungsentzug unweigerlich zu psychischer Störung bis

hin zum Tod. Das läßt den Rückschluß zu, welch große Bedeutung der Berührung und letztlich der Bewegung für eine gesund funktionierende Körper-Geist-Einheit zukommt.

Fühlen ist nicht gleich Gefühl!

Bei dieser Betrachtungsweise begegnen wir einer Doppelsinnigkeit zwischen sensorischem und mentalem Gefühl. Da sie kaum voneinander zu trennen sind, sind sie schwer voneinander zu unterscheiden: Ich »fühle« Dinge und habe gleichzeitig »Gefühle« über sie. Unsere Sprache ist gespickt mit diesen Doppelsinnigkeiten, und in der Tat brauchen wir diese Metaphern, um über unsere Erfahrungen zu sprechen.
Ein Objekt, eine Berührung, ein mentales Gefühl kann »leicht« oder »schwer« oder »weich« sein. Eine Einstellung kann ebenso verspannt und unnachgiebig sein wie ein Muskel. Eine mentale Angst kann »zu Fleisch werden« bzw. sich ausdrücken in »kalten Füßen« oder »schwerem Herz«, »abgeschnürter Kehle« usw. Das sind nicht nur poetische Ausdrücke, die wir verwenden. Sie entspringen oft dem Versuch, so präzise wie möglich über die Qualität unserer aktuellen Erfahrung zu berichten. Sie deuten nicht auf eine »Schemenhaftigkeit« unseres Scharfsinnes und unserer Beschreibungen, sondern auf eine gewisse Rahmenlosigkeit der Realität, die durch die verschiedenen Ebenen gegenseitiger Überschneidungen zwischen »fühlen« und »Gefühl«, zwischen Empfindung und Reaktion, Einstellung und Verhalten, Geist und Materie verursacht wird.

Was ist wichtig für die Körperarbeit Tragern?

Natürlich ist es genau der Inhalt – die Qualität und die Bedeutung – jeder Erfahrung, die bezeichnet ist für den inneren Prozeß eines jeden Individuums und damit seine Beziehung zur Außenwelt. Beim Tragern ist das, was gefühlt wird, von entscheidender Bedeutung. Das steht nicht im Widerspruch zur Wissenschaft. Vielmehr bekommt das Tragern die wichtige Dimension, Informationen von genauen Daten und gemessenen Fakten zu ergänzen. Empfindungen und geistige Reaktionen verändern unsere chemischen und strukturellen Verhältnisse im Körper. Trager setzt am Körper an, eher noch auf der Haut, und zielt auf die Wirkung im Unbewußten, den Geist.

Haut und Empfindungen

Die Haut ist die größte immer aktive Quelle für Empfindungen. Ihre andere physiologische Rolle dient entscheidend dem Überleben – Schutz vor Fremdeinfluß, Verhindern von Flüssigkeitsverlust, Stoffwechselaktivitäten, Temperaturregulation, Immunabwehr, Heilungsmechanismen usw. Wie bereits erwähnt, definiert Berührung mehr als jede andere Art von Empfindung unseren Realitätssinn. Kein Sinn gibt uns so viel von der Welt. Wir können alle Sinne mit relativer Leichtigkeit kompensieren, aber eine Blockade der Berührungsempfindung hat tiefgehende und unlösbare Desorientierung zur Folge. Demgemäß ist der Ausgangspunkt der Tragerarbeit immer, dem wahrnehmenden Verstand über möglichst verschiedene taktile Reize und Bewegungen neue Impulse zu geben, wie Nahrungsimpulse. Die Haut, so scheint es, bietet ausgezeichnete Möglichkeiten innere Prozesse zu beeinflussen. Ihre sensorischen Wege verbinden die Oberfläche und das Innere des Organismus.
Es ist offensichtlich und natürlich, daß innere Bewußtseinszustände und körperliche Gesundheitszustände direkt auf die Haut einwirken (vgl. Erblassen, Erröten, Gänsehaut, Schwitzen, Ausschlag). Die Frage nach dem Umkehrfall stellt sich: Können Bedingungen und Empfindungen auf der Haut die gleichen Wirkungen auf unsere Organe, unsere Zirkulation, unsere Stimmungen, unsere Persönlichkeit erwirken?
Eine beruhigende Hand beruhigt ein ängstliches Tier oder ein verletztes Kind, ein kühler Lappen kann Kopfschmerz vertreiben. Aber bieten nicht diese engen Verbindungen zwischen Haut und Zentralnervensystem den

Hinweis, daß die Beziehung tiefer als diese bekannten Antworten gehen kann?
Es ist die Aufgabe des Tragertherapeuten, zunächst in sich selbst jene Gefühlsqualität zu entdecken und zu entwickeln, um dann dem Patienten über taktile Information die notwendige integrierende Erfahrung zukommen zu lassen.

Dynamisch-strukturelles Gewebe

Vorwiegend der Muskel gibt dem Körper Substanz, Gestalt und Stabilität. Muskeln liefern die entscheidende »Spannung« für unsere Struktur. Das Skelett wird von der Muskulatur aufrecht gehalten und nicht umgekehrt. Es ist die Kombination von ausreichendem Tonus und angemessener Reflexbeantwortung, die die Mischung aus Rigidität und Mobilität seiner Gestalt kreiert. Sie ist notwendig für die normale Haltung, Gestik und Bewegungsfähigkeit. Deshalb denken wir gewöhnlich an die Muskeln, wenn wir an Körperarbeit denken. Auch der Trageransatz als manipulative Therapie hat eine signifikante Möglichkeit, Haltung und Funktion des Körpers wiederherzustellen, die normale Aktivität zu fördern und die Vitalität zu erhöhen. Der Tragertherapeut bietet dem Muskel ein neues Bewegungsmuster an, ein freieres, leichteres, weicheres, und wartet auf die Antwort. Normale Muskelaktion wird von der Antwort anderer Muskelgruppen begleitet (reziproke Innervation). Der Verlauf der Skelettmuskulatur bewirkt eine dreidimensionale Wirkung der Arbeit. Ein Zug auf der einen Seite wirkt auf die Spannung der gegenüberliegenden Seite und schließlich rund um den Körper.
Arbeitet der Therapeut am Bauch des Patienten, so trägt das gleichzeitig Wirkung in den unteren Wirbelsäulenbereich. Bei der Beckenarbeit werden HWS-Segmente angesprochen, bei LWS-Spannungszuständen hat sich die Lösung des Schultergürtels als günstige Voraussetzung erwiesen. Egal, wo wir uns am Körper orientieren, wir behandeln letztendlich immer die Gesamtstruktur.

Tonus

Konstante Stimulationen der Nerven bedingen ein aktives Muskelgewebe, wobei Entspannung ein relativer Begriff ist. Jeder Körper hat seinen eigenen individuellen Tonus, seine eigene Zellaktivität. Das unterschiedliche Spannungsniveau ist unabhängig von aktuellen Gesten oder äußerer Arbeit. Nur durch die Berührung und damit in etwa auch die »Manipulation« der Muskeln und Gelenke wird uns der Tonus bewußt, und zwar sowohl dem Behandler als auch dem Behandelten. Wir kommen erneut zu dem Schluß. daß durch den ständigen Haut-, Nerven-, Muskelkontakt und ihre Bewegung – außen wie innen – sich das Individuum beim Tragern selbst gewahr wird, seiner Spannung und damit verbundenen Bewegungsmöglichkeit, aus dem der Erfahrungsspielraum resultiert.
Tragern ist wie eine Bestandsaufnahme oder der Blick in eine Art Spiegel: Zeigen, fühlbar machen, bewußt werden und gleichzeitig die Möglichkeit der Annahme dieser äußeren/inneren Zustands- und Bewußtseinsform und auch ihre Veränderungs- bzw. Erweiterungsmöglichkeit. Das heißt, das Ausmaß, in dem ich mich bewege, die Art, wie ich mich bewege, gibt Aufschluß darüber, was ich über mich selbst und von meiner Umwelt weiß. Das Wissen um unseren Körper ist abhängig von unseren Bewegungen. Durch Bewegung kommen wir in eine definierte Beziehung zu unserer äußeren Welt.

Bewegung und Lernen

Ein Beispiel: Um normale Bewegungsmuster für die Sprachbildung zu lernen, muß das Kind nicht nur die Sprache des anderen hören, sondern muß auch seine eigenen Sprachbewegungen hören und fühlen. Der Therapeut gibt also dem Behandelten zunächst ein Gefühl seiner ihm eigenen Bewegung und dem damit verbundenen Gefühl. Erst aufgrund dieser Erfahrung kann der Patient fortfahren, seine ausgewählten Bewegungen und Fähigkeiten bzw. Fertigkeiten zu verfeinern und alte Gewohnheiten neuen Situationen anzupassen.

Weiter ist die Aufgabe des Tragertherapeuten, Bewegungen wie auch Empfindungen anzubieten, die einen Lernprozeß im Behandelten in Gang setzen. Tragern kann den Wunsch nach Veränderung und Verbesserung auslösen. Der Therapeut macht sich dabei das Lernprinzip der motorischen Einheiten zunutze, indem er über die Wahl und die ständige Wiederholung spezifischer Muster eine Rück-Erziehung stattfinden läßt. Wenn der Muskel seine charakteristische Spannung aufgibt (Relaxation), ist die Basis geschaffen, auf sog. neutralem Grund neue Informationen einzuschleusen. Unter diesen Bedingungen kann ein Um-Lernprozeß in enorm kurzer Zeit stattfinden und der Körperbewußtseinsgrad erheblich erhöht werden.
Ziel und Effekt des Tragerns sind, positive Empfindungen anzuhäufen, damit das Individuum dazu neue emotionale und intellektuelle Assoziationen mit seinem Körper knüpfen kann: »Man kann sich auf ihn verlassen und ihn im Ausmaß seiner ganzen Kapazität gebrauchen, nicht nur im Sinne des Schützens und Abwehrens, die in Begrenzung und Unbehagen endet. Die alten Gefühle von Angst und Verteidigung weichen. Der Körper kann beginnen, sich anders zu bewegen, weil der Geist etwas anderes gefühlt hat – und diese Entdekkung von neuem Empfinden kann zu neuem Verhalten führen.«

Qualitäten des Therapeuten

Sensorischer Input ist ein Elementarfaktor aller Verhaltensebenen. Daher ist die Qualität von Empfindungen und nicht nur ihre Quantität von besonderer Bedeutung für eine effektive und erfolgreiche Körperarbeit. Berührung kann oberflächlich oder eindringlich, allgemein oder präzise sein. Es können bestimmte Gefühle hervorgerufen werden, oder eine Berührung verläuft emotionsneutral. Sie kann Empfindungen nachahmen, die unbehinderte und schmerzfreie Bewegungen begleitet, oder die Berührung wird zu einem zusammenhanglosen Mischmasch von Druck und Zug. Es können in uns neue Konzepte von unserem Körper erzeugt werden, oder vertraute Gebiete werden einfach übergangen. Zusammenfassend sei gesagt: Jeder beliebige Mensch kann uns angenehm berühren, ohne jedoch das Gefühl zu vermitteln, daß die Berührung in Bezug zu einer Körperarbeit steht.
Welche Wesenszüge sind von Bedeutung für den Behandler neben seiner Absichtslosigkeit, Erfahrung, Sensitivität und dergleichen? Wie kann man Tiefen erreichen, ohne Unbehagen zu verursachen, wie einen angemessenen Druck ausüben, um bestimmte Empfindungen zu provozieren, wie ein Gelenk handhaben, um ihm ein Gefühl optimaler Bewegung zu vermitteln anstatt einer Zufalls- oder begrenzten Bewegung, wie einen Kompensationsmechanismus abbauen, ohne die ursprüngliche Verletzung zu verschlimmern? Diese und nicht einfach »Vergnügen« als solches sind die spezifischen Qualitäten, die zu erhöhter Bewußtheit, besserer Organisation, gesteigerter Gesundheit beitragen.
Die Haltung des Therapeuten, sein Geist wie auch seine körperliche Verfassung sind von entscheidender Bedeutung. Mit seiner Intuition – der Kunst inneren Verstehens, einem Wissen, das sich durch Erfahrung, Vertrauen und positiver Gesinnung entwickelt, hat er die Fähigkeit, den Patienten über geübte Berührung anzusprechen und zu erreichen. Ein genaues zeitliches Abstimmen von gedanklicher Projektion, Stimme (Ansprache des Patienten) und richtigem Handeln (Aktion) führen zum Austausch (Interaktion) zwischen Behandler und Behandeltem.
Die daraus resultierende Veränderung besteht insbesondere in der Erhöhung bzw. der Vertiefung der »Empfänglichkeit«; der Fähigkeit, den Körper als Ausdruck des unbewußten Geistes zu sehen und zu hören.
Jedesmal, wenn ein Therapeut seine »Hand an einen Patienten legt,« muß er an sich selber arbeiten, seine gewohnheitsmäßige Reaktionen unterbinden und sein Handeln bewußt ausrichten. Die »besten Therapeuten« – welcher Disziplin auch immer – sind fast ausnahmslos Menschen, die aus ihrer eigenen Errfahrung heraus arbeiten. Um Trager weiterzugeben, muß man den Fortschritt von Veränderung und Wachsen an sich selbst erfahren.

Der Therapeut braucht eine besondere Einstellung zum Heilen. Gesundheit ist innerer Frieden. Heilen heißt Angst gehenzulassen. Unser Geist bzw. seine Funktion ist nicht auf den Kopf beschränkt. Jeder Gedanke, jede Gefühlsregung wird an die Körperfunktionen weitergegeben. Die geistige Einstellung begründet die körperliche Gesundheit. Der Therapeut wird zum Vermittler eines ständigen Austausches zwischen »Motion und Emotion«, zwischen Bewegungserfahrung und Gefühlserfahrung. Tragern kann uns helfen, unserer Veranlagung genauer zu entsprechen, Teufelskreise umzukehren, uns auf Gesundheit zuzubewegen und nicht zunehmend von unseren Leiden oder Schwächen vereinnahmt zu werden.

Trager bei der Behandlung des Rückens

Die Wirbelsäule

Die Wirbelsäule ist die Basis unseres physischen Körpers, gleichsam Stamm des Lebensbaumes, ein Kanal für die Lebensenergie, die ungehindert durch uns fließen kann, wenn wir aufrecht sind. Sie ist die Stütze des Körpers, für die Statik als auch die Bewegung verantwortlich. Die Wirbelsäule eines Neugeborenen, sofern nicht genetisch verändert, ist gerade, aufrecht und von Natur aus frei beweglich.
In der menschlichen Entwicklungsgeschichte werden zunächst die Nackenmuskeln als willkürliche Muskeln ausgebildet. Das heißt, alle Entwicklung ordnet sich der Halsposition unter. Man spricht von einer »primären Kontrolle« von Kopf und Hals über den Organismus als Ganzes. Eine Zeitlang folgt der Körper tatsächlich dem Kopf. Das läßt den Rückschluß zu, daß eine Tragersitzung dann erst durchgängig im Fluß ist, wenn Kopf- und Nackenbereich geöffnet sind. Das erklärt auch den Verlauf einer Tragerbehandlung, die immer an Kopf und Nacken beginnt – dort werden Mm. trapezius, sternocleidomastioideus, scaleni usw. »durchgearbeitet«, bevor als Gegenpol und Gleichgewichtsmoment die Füße angegangen werden.
Von der Statik abweichende Veränderungen in der Wirbelsäule verursachen die verschiedensten Symptome und ziehen unzählige Folgeerscheinungen nach sich. Kein Symptom in der Wirbelsäule kann isoliert betrachtet werden. Es gibt niemals nur eine Verschiebung in der Wirbelsäule. Jede Veränderung hier wirkt sich auf den gesamten strukturellen und organischen Aufbau des Körpers aus. Wenn bei einem Turm aus Bauklötzen ein Teil versetzt wird, verschiebt sich zwangsläufig die gesamte Statik des Turmes. Es muß immer eine kompensatorische Bewegung geben, die meist viel energie- und kraftaufwendiger ist als die vorangehende, um die »Aufrechterhaltung« zu garantieren.
In jedem Fall versucht der Körper diese Verschiebung auszugleichen, was zu Fehlbelastungen und damit verbunden zu Muskelverhärtungen oder schmerzhaften Verspannungen der überbeanspruchten Muskulatur führt. Auf diese Weise kommen Symptome zustande wie Schulter-Arm-Syndrom, Bandscheibenvorfall, Hüft- oder Kniebeschwerden, Migräne und vieles mehr. Durch den Haltungsfehler werden die spinalen Nerven in Mitleidenschaft gezogen, was über Reflexbahnen Auswirkungen auf die Drüsen- und Organversorgung und andere Körperfunktionen hat. Ein Ungleichgewicht im Skelett verursacht also eine Fülle von Folgeerscheinungen. Das spricht für die Wichtigkeit der Gesundheit der Wirbelsäule.

Wirbelsäulenschmerzen als Lernanstoß

Viele Körperhaltungen entstehen nicht nur aus emotionalen Reaktionen, sondern ergeben sich vielmehr aus dem Gebrauch des Körpers in sich wiederholenden Arbeitssituationen (Schreibtischtätigkeit, Lastwagenfahren, Fließbandarbeit usw.). Die Summe aller eingenommener Körperstellungen findet schließlich ihren Ausdruck in einer begrenzten Zahl verschiedener Körperhaltungen. Schrittweise und zunächst unauffällig werden wir so zu Sklaven unserer Gewohnheiten, was sich nicht nur in der Haltung, sondern später auch im Verhalten bemerkbar macht. Gewöhnlich treten wir erst über die Schmerzempfindung bewußt mit unserer Wirbelsäule in Kontakt. Wir beschäftigen uns mit ihr. Nur wenn wir unserem Körper Aufmerksamkeit schenken, lernen wir, was wir falsch gemacht haben – wo wir noch nicht in Harmonie mit uns sind bzw. etwas an unserem Umgang mit uns selbst noch nicht so ist, wie es unserer Natur gemäß ist.

Wenn wir Schmerzen als Boten unseres inneren Wesens verstehen, dann birgt jede Krankheit eine Chance zur Gesundheit. Der Schmerz führt uns durch den kranken Körperteil in einen Lern- und Erfahrungsprozeß. Schmerzen oder »Knicks« manifestieren sich am häufigsten in der Halswirbelsäule, da dieser Bereich ständig in Bewegung ist. Die Halswirbelsäule, die den Kopf trägt, ist das Bindeglied zum Rest der Wirbelsäule und gleichzeitig mit der Lendenwirbelsäule ihr beweglichster Teil. Die HWS bildet die Brücke zwischen Gehirn und Körper – dem Steuerorgan und dem ausführenden Organ.

Aufrichtung der Wirbelsäule

Im Blick auf die Wirbelsäule könnte man dem Gesetz der Schwerkraft, das uns zur Erde hinabzieht, das Gesetz der »Leichtkraft« als Gegenpol hinzufügen, das uns nach oben zieht. Wenn Schwerkraft und »Leichtkraft« in Harmonie sind, entsteht daraus die Anmut eines gesunden Körpers. Wir bezeichnen die Leichtkraft als Aufrichtekraft. Es ist die Kraft, die uns den Impuls zum Aufrichten gibt. Die aufrechte Körperhaltung ist ein funktionales Phänomen. Die Vertikale ist ein Ausdruck für die Energiebeziehung zwischen Erde und Sonne. Das Pflanzenreich bringt diese Polarität auf seine Weise zum Ausdruck. Das Aufwärtsstreben der Pflanzen ist ein Bild für die vitale Polarität.

Immer wenn Leben nach einem höheren, komplexeren Ordnungsgrad strebt, erhält das Aufwärtsstreben mehr Signifikanz. In dem Maße, wie sich eine höhere Ordnung entwikkelt, definiert sich eine strukturelle Organisation der Gravitation und Aufrichtung (Schwerkraft – Leichtkraft). Newton entdeckte das Gesetz der Schwerkraft an einem Apfel, der vom Baum fiel. Aber das Gravitationsgesetz wirkte natürlich auch schon vor seiner Entdekkung. Äpfel fielen schon immer von den Bäumen. Genauso verhält es sich mit der Leichtkraft.

Wir können nichts entdecken, das nicht bereits existent ist. Doch die Entdeckung führt unweigerlich einen Wendepunkt herbei. in dem Moment, wo wir etwas entdeckt haben, können wir es kreativ nutzen. Wir können bewußt Neues hervorbringen. Wenn wir durch die Tragerbehandlung, die uns eine Bewußtheit von der Beweglichkeit und der Anordnung der einzelnen Wirbelsegmente schafft, unseren »Knick« entdeckt haben, bekommen wir den Impuls, uns wieder aufzurichten, und die Möglichkeit, eine neue Haltung einzunehmen. Tragern öffnet die Zwischenwirbelräume, gibt den Wirbelkörpern mehr Raum und längt die gesamte Wirbelsäule. Dadurch wird ihr ein enormer Teil der Belastung genommen. Als Behandlungsergebnis lassen sich später Strukturverbesserungen nachweisen. Bei gleichzeitigem Erhalt der normalen Mobilität werden die Knochen besser ernährt und im physiologischen Zustand erhalten. Das verhindert frühzeitige Alterungsprozesse.

Wer Tragern einmal kennengelernt hat, weiß, daß er damit keine Methode praktiziert, die etwas aus ihm »macht«. Er lernt, daß er von innen und außen zu dem wird, was er ist. Er wird aufrecht und aufrichtig, und zwar in dem Augenblick, in dem er die Möglichkeit des Aufrechtseins in sich über die Hände des Therapeuten wahrgenommen hat.

Aufrecht und aufrichtig

Eine aufrechte Wirbelsäule stärkt unser Wohlbefinden. Sie ist im Lot, flexibel und elastisch und kann jede Haltung einnehmen. Durch das Tragern wird der Muskelpanzer einer nicht im Lot befindlichen Wirbelsäule gezielt aufgelokkert. Der Körper hat mehr Bewegungsfreiheit und pendelt sich ganz natürlich in seine optimale Position. Die aufrechte Wirbelsäule

bewirkt, daß unsere Lebensenergie im Fluß ist. Wir fühlen uns körperlich und seelisch stärker. Das Wort aufrichtig hat offensichtlich etwas mit dem Aufrichten zu tun. Mit einem aufrichtigen Menschen verbinden wir unter anderem Charaktereigenschaften wie Ehrlichkeit, Vertrauenswürdigkeit, Offenheit, Selbstbewußtsein usw. Er besitzt Rückgrat und hat einen eigenen Standpunkt. Wenn ich aufrichtig meine Meinung kundtue, gebe ich damit meiner Wahrheit Ausdruck. Die Aussage »Wahrheit schmerzt« wird weitgehend falsch verstanden. Nicht die Wahrheit tut weh, sondern der Verlust dessen, was man um ihretwillen lassen muß. Aufrichtig (und aufrecht) sein heißt demnach, mich so auszudrücken (und zu verhalten), wie es meiner Individualität gemäß ist. Die Wahrnehmung dessen, was mir entspricht und für mich richtig, sprich »recht« ist, verleiht mir die richtige (auf-rechte) Perspektive.
Die oben beschriebenen Formen menschlicher Haltung äußerlich und innerlich machen die Notwendigkeit kritischer Wachsamkeit sich selbst und seinem Verhaltensmuster gegenüber deutlich. Wie kann Freiheit, Freisein von äußerer Begrenzung gefunden werden, wenn das Individuum selbst nicht imstande ist, seine persönliche, geistig-körperliche Freiheit zu leben und zu verwirklichen? Die »Tragerlektion« spielt sich auf der Ebene des Selbst ab. Es ist kein Rüstzeug, keine äußere Bedingung nötig außer dem naturgegebenen eigenen. Zu erfahren, wie man mit sich selbst umgeht, ist grundlegend und unmittelbar, und es ist ein hervorragendes Modell für jede Art von Lernen.

Freude am Lernen

Lernen ist oft mit unangenehmen Assoziationen verknüpft. Häufig gehen unsere Erfahrungen auf die frühe Kindheit oder spätere Schulsituationen zurück, in der unter dem Leistungsprinzip Erfolge aufgrund von Druck- oder Angstmechanismen erzeugt wurden. Dem Erwerb von Neuem, von Unbekanntem lastet dadurch oftmals etwas Belastendes an. Ohne Lust wurde gelernt, nur der Lohn und die Anerkennung von anderen winkten. Schließlich finden wir uns später oft in Situationen wieder, in denen unsere Wahrnehmung über das Selbst - unsere Entwicklung - nicht mehr aus uns selbst entspringt, sondern unter dem Zwang nach Anerkennung von außen steht.
Eine Tragerbehandlung setzt einen Entdekkungsprozeß in Gang, bei dem die Freude und Neugierde des »Kindes im Menschen« wieder geweckt werden. Die Sitzung findet in einer Atmosphäre statt, die frei ist von Vergleichs- und Wettbewerbsdenken. Es gibt weder Diagnosen (als Stigma) noch Tests noch schwarze Gürtel oder Sternchen! Die kinästhetische Erfahrung ist ein Geschenk! Sie vermittelt uns einen Einblick in die Möglichkeit von Freiheit und unbegrenztem Wissen, die in uns verschlossen ruhen. Wenn wir uns klar werden, wie viele Möglichkeiten in uns brachliegen, werden der natürliche Wunsch und die Freude in uns wieder wach, die hemmenden Gewohnheiten unseres Lebens zu verändern und Neues zu entdecken.

Mentastics – Anleitung für Rückenübungen

Eine der wichtigsten Mentastics-Übungen für den Rücken ist das sanfte Ausschütteln der Beine. Diese Bewegungen sind auch hilfreich bei Schmerzen und Beschwerden in den Knien. Ich bringe diese einfachen Beinbewegungen allen meinen Patienten bei, auch wenn sie keine Probleme mit dem Rücken haben, weil diese Übungen solchen Problemen vorbeugen. Als Anleitung lehne ich mich an den Text aus »Meditation und Bewegung. Trager Mentastics« von Trager und Guadagno-Hammond an:

- Schüttle jedes Bein sanft einmal zu jeder Seite aus, so, als ob du es von der Hüfte aus fallen ließest. Fühle, wie deine Oberschenkelmuskeln dabei mitschwingen.
- Verlagere dein Gewicht auf den einen Fuß und halte den anderen Fuß noch am Boden oder so, daß er fast den Boden berührt. Das

verhindert, daß deine Hüfte sich anspannt, und läßt dich das Gewicht deines Beines spüren.

- Schüttele das Bein so aus, daß du beinahe das Gefühl hast, daß dein Bein aus dem Hüftgelenk hinunterfällt. Es ist wie ein sehr sanftes Kicken. Fühle das Schütteln in den Unterschenkeln und den Knöcheln. Diese Bewegung löst eine leichte, natürliche Welle im Kreuz aus, die sich manchmal bis über die Mitte des Rückens fortsetzt. Das kann auch allgemeine Spannungen vermindern. Diese Welle kannst du fühlen, wenn du die Finger auf die Knochen im Kreuz drückst. Dieses wellenartige Federn, das du im Kreuz verspürst, zeigt eine Lösung der Gelenke in der Lendengegend an. Ohne diese Welle im Kreuz nützt diese Bewegung wenig. Bemühe dich nicht, die Welle hervorzurufen. Laß es einfach geschehen.
- Fahre fort, die Beine in dieser Art fallen zu lassen, während du langsam gehst. Stell dir vor, daß du mit einem sanften Kick eine Büchse vor dir herrollst. Du bist ganz unbeteiligt, als kümmere es dich nicht, wohin die Büchse rollt.
- Mache kleine Schritte, ohne das sanfte Kikken zu unterbrechen. Falls sich Spannung in den Oberschenkeln entwickelt, hältst du den Fuß zu lange ausgestreckt. Mit jedem Schritt, den du auf diese Weise tust, kannst du Raum und Freigefühl in deinem Kreuz bewirken. Es kommt nie darauf an, wie stark du das Bein ausschüttelst. Stoße das Bein nicht mit Kraft von dir weg. Das sanfte Ausschütteln der Beine ist keine absichtliche Bewegung. Es ist wie ein Nichtstun. Es ist etwas, das geschieht. Fühle die leichte Welle im Kreuz und wie das Gewebe in den Beinen sanft mitschwingt. Laßt das sanfte Kikken rhythmisch sein, schön und ausdrucksvoll wie ein Tanz.
- Während du weitergehst und dabei die Beine aus der Hüfte fallen läßt, nimm wahr, was du empfindest. Wenn du dich müde fühlst, dann höre mit der Bewegung auf und ruhe dich aus. Wenn es dich schmerzt, ist das ein Zeichen, daß du dich zu sehr anstrengst. Gehe langsamer und laß zu, daß die Bewegung vom Geist aus reguliert wird, indem du fragst: Was ist frei? Was ist leicht? Und leichter als das ist ...?

  Den Tag hindurch, wenn du von einem Raum in einen anderen gehst, wiederholst du das sanfte Kicken mit einem immer feiner werdenden Gefühl. Mit jedem sanften Kick entwickelst du ein immer größer werdendes Empfinden für die Weichheit, was dein Gefühl von »Hook-up« vertieft. Für viele Menschen, die an chronischen Kreuzschmerzen leiden, ist das sanfte Kicken das einzige Mittel, das sie brauchen, um frei von Schmerzen zu sein.

Anwendungsbereiche

Aufgrund ihrer weitreichenden Wirkung auf regulative Prozesse hat die Tragerarbeit einen großen Anwendungsbereich. Sie wirkt unterstützend bei allen Heilungsprozessen nach chirurgischen Eingriffen und Unfällen, führt zur Bewegungserweiterung und -erleichterung bei orthopädischer und neuromuskulärer Behinderung (TEP, M. Bechterew, Rheuma), löst chronisch habituelle und konstitutionell bedingte Verspannungen und Schmerzzustände, z.B. der Wirbelsäule. Gute Erfahrungen wurden auch gemacht bei Störungen des ZNS (u.a. multiple Sklerose, M. Parkinson, Hemiplegie, Poliomyelitis) und Lungenerkrankungen wie Asthma und Emphysem. Aufgrund der vasodilatatorischen Wirkung kommt es bei der Tragerarbeit zu vermehrter Organdurchblutung, was wiederum das gesamte Stoffwechselgeschehen fördert. Vegetative Dystonien wie Herzklopfen, Unruhe, Schlaflosigkeit, Schwindel, Kopfschmerzen (arteriell und muskulär bedingte) wie der psychosomatische Formenkreis werden positiv beeinflußt.

Trager löst Energieblockaden und fördert so die gesamten vitalen Funktionen des Körpers. Beispielsweise werden Schwangerschaften bewußter, unkomplizierter und freudvoller erfahren. Sinnvoll und erfolgreich ist die psychophysische Integration im Zusammenhang mit einer Psychotherapie zur körperlichen

Unterstützung und bei der Therapie des Alkohol- und Drogenabusus.
Häufig kommen Patienten im Präventivbereich, um sich etwas »Gutes« zu tun oder Unterstützung in Lebenskrisen zu bekommen, täglichen Streß und Belastungen jeder Art abzubauen, aufzuarbeiten, oder einfach, um Frieden und Harmonie in sich wiederzufinden. Trager hilft uns, mit uns selbst in Kontakt zu treten und eine tiefere Bewußtheit über innere und äußere Bewegung zu entwikkeln.

Wirkungen

Die positiven Effekte der Trager-Methode sind weit gefächert und umfassen:

- Atemvertiefung
- Normalisierung des Herzrhythmus
- Allgemeine Tonussenkung mit Förderung der Durchblutung der viszeralen Muskulatur und der Skelettmuskulatur
- Stoffwechselanregung
- Stimulation des Immunsystems
- Beeinflussung der hormonellen Regulation
- Förderung des Lymphflusses und der Ausscheidung bzw. Entgiftung
- Gewichtsregulation
- Schmerzlinderung oder -befreiung
- Regeneration (Anregung des parasymphathischen Systems)
- Bewegungsverbesserung – Koordinationsverbesserung
- Selbsterfahrung mit Stärkung von Selbstwertgefühl und Lebensfreude

Allgemein kann man festhalten, daß es nach einer Tragersitzung neben der größeren Beweglichkeit und Leichtigkeit zu einem Gefühl von Ganzheit und Frieden kommt: »Ich kann nur auslösen, was bereit ist zu geschehen; dabei liegt die Veränderung bereits im Kern der alten Hülle« (Trager)

Absolute Kontraindikationen

- Zu Metastasierung neigendes malignes Tumorgeschehen
- Akute Entzündungen (Gelenke, Haut)
- Gefäßerkrankungen wie Aneurysma, akute Phlebitis
- Akut auftretende Angina pectoris und andere schwere vegetative Störungen unter der Therapie – Behandlung abbrechen!

Relative Kontraindikationen

Zu beachten sind

- Infektiöse Erkrankungen wie Masern, Mumps, Scharlach
- Frische Traumata (Verletzung, chirurgische Eingriffe)
- Osteoporose (Vorsicht bei Thoraxkompression)
- Akuter Bandscheibenprolaps (Tragern nur fern der Läsion bzw. Teilbehandlung)
- Schwangerschaft – keine Behandlung zwischen 10.–16. SSW und bei Gefahr einer Frühgeburt
- Psychiatrische Erkrankungen (Abklärung. bei einigen psychiatrischen Erkrankungen ist Berührung kontraindiziert)
- Minderjährige nur in Übereinstimmung mit den Eltern

Von besonderer Bedeutung ist die strikte Beachtung von Kontraindikationen. Bei den dort aufgeführten Erkrankungen ist die ärztlicherseits vorgenommene Kontrolle bzw. Abklärung unbedingt erforderlich. Die unter den relativen Kontraindikationen angegebenen Erkrankungen, bei Schwangeren als auch bei Minderjährigen ist nach Ermessen des Therapeuten, soweit er nicht Arzt ist, in Absprache mit dem Arzt zu behandeln.

Ausblick

Wir dürfen nicht annehmen, daß eine Körperarbeit jemals ein All-Heilmittel sein kann. Es gibt viel physisches wie auch mentales Unglück, das von genetischen Anomalien ausgeht, sowie viele Arten verschiedener schwerer unfallbedingter Traumata. Es gibt Defekte, die wir nicht ausgleichen können, Schäden, die wir nicht beheben können, Krankheiten, die nicht zu heilen sind. Für diese brauchen wir die ständige Entwicklung der modernen Medizin. Aber es gibt Wege, mit denen wir ihre Ergebnisse erfolgreicher umsetzen können, um das Leben trotz alledem sinnvoller und angenehmer gestalten können.

Und es gibt eine Reihe von Krankheiten, die sich nicht bessern, bevor wir nicht unsere bewußte Beziehung zu unserem Körper verbessern, bis wir nicht lernen, genauer zu fühlen, woraus wir bestehen und wie wir uns innerem Wandel unterziehen. Je mehr wir uns mit solchen Komplexitäten auseinandersetzen, um so eher können wir darauf rechnen, unserem Erbe (s. Ortho-Bionomy: The evolution of the original concept.) gerecht zu werden.

Ausbildungsmöglichkeiten

Erfahrungsgemäß dauert die Ausbildung, die berufsbegleitend ist, 2–3 Jahre. In mehreren einwöchigen Kursen, Supervisionen und eigener honorarfreier und schriftlich dokumentierter praktischer Tätigkeit wird der Student vorbereitet. Regelmäßiger Austausch mit einem vom Institut ausgebildeten Tutor und ständige obligatorische Weiterbildungskurse auch nach Abschluß der Ausbildung bieten die Möglichkeit, sich selbst sowie seine Arbeit ständig zu überprüfen, zu vertiefen und weiterzuentwickeln.

Für ausführlichere Informationen über das Ausbildungsprogramm wenden Sie sich bitte an:

Trager-Schule Schweiz
Monika Amman-Sutter
Weinbergstr. 55
CH-8802 Kilchberg
Tel. 00 41/01-715 56 23

Trager Institute
33, Mill Wood
Mill Valley
Calif. 94941, USA
Tel. 001-415/3 88 26 88

Hedi Stieg
Hintzerstraße 10/16
A-1030 Wien
Tel. 00 43-02 22/714 33 52

Andrea Wibbels
Hohenzollernstraße 86
80796 München
Tel. 0 89/30 53 07

Literatur

Amdur, N.: Altered States for Mind and Body. World Tennis, May 1987

Cavanaugh, C.: Beyond Relaxation: The Work of Milton Trager. Yoga Journal, Oct. 1982

Juhan, D.: Job's Body: A Handbook for Bodywork. Station Hill Press, 1987

Leviton, R.: Moving with Milton Trager: Interview with a Bodywork Pioneer. East/West Journal, Jan. 1988

Lin, J.: The Trager Approach. In: Hands on Healing. Prevention Magazine Health. Rodale Press, Emmaus, PA, 1989

Trager, M., Guadagno-Hammond, C.: Trager Mentastics: A Movement as a Way of Agelessness. Station Hill Press, 1987

Trager, M., Guadagno-Hammond, C.: Meditation und Bewegung. Trager Mentastics. Sphinx, Basel 1988

Witt, Ph. L., MacKinnon, J.: Trager Psychophysical Integration: A Method to Improve Chest Mobility of Clients with Chronic Lung Disease. Physical Therapy 86, 2 (1986)

Witt, Ph. L.: Effectiveness of Trager Psychophysical Integration in Promoting Trunk Mobility in a Child with Cerebral Palsy: A Case Report. Physical and Occupational Therapy in Pediatrics 8, 4 (1988)

Witt, Ph. L.: Trager Psychophysical Integration. Physical Therapy Today, Spring 1989

Sachregister